完全図解
坐骨神経痛《こつしんけいつう》

監修
井須豊彦
金 景成

X-Knowledge

はじめに

「坐骨神経痛」とは、お尻から下肢にかけて痛みやしびれが出る症状のことをいいますが、病名ではありません。医学的には、腰椎《ようつい》（腰の骨）の病気によって神経の障害が引き起こされ、痛みやしびれが出る症状を指すのが一般的です。

坐骨神経痛は、お尻や下肢《かし》の後ろ側、すね、ふくらはぎにかけて痛みやしびれが出ます。太ももの前や内側に症状が出ることはありません。それでも、下肢に痛みやしびれがあると、患者さんは「坐骨神経痛がひどいんです」と訴えることが少なくありません。下肢に痛みやしびれの症状があって、本書を手にした人の中にも、病院で診察してもらったら、坐骨神経痛ではないといわれた人がいるのではないかと思います。

実際、下肢に痛みやしびれを起こす病気は、坐骨神経痛の代名詞のようになっている腰椎椎間板ヘルニアや腰部脊柱管狭窄症以外にもたくさんあります。本書では、それらの病気についても詳しく取り上げています。その意味で、本書は坐骨神経痛だけを扱った本ではありませんが、下肢に痛みやしびれがあり、「坐骨神経痛かな？」と心配になったすべての人に役立つガイドブックになっていると自負しています。

本書で取り上げた病気の中には、診断できる医療機関が少ないものもあります。その理由は、ＭＲＩやＣＴなどの画像で診断することができないからです。近年、画像診断の発達で、腰椎の病気の診断は飛躍的に向上しました。ところが、現実には画像だけでは見つけられない病気もあるのです。

実は、下肢の痛みやしびれ、そして腰痛の診断には、患者さんの身体に触れることがとても重要です。そこで本書では、自分の痛みやしびれがどんな病気の可能性があるのか、セルフチェックできる項目を設けました。医療機関を受診する際の参考になると思うので、ぜひ試してみてください。

本書を活用されることにより、１人でも多くの人の痛みやしびれが改善することを心から願ってやみません。

井須豊彦・金　景成

目次

第2章 坐骨神経痛の検査と診断

第3章　坐骨神経痛の最新治療法

第4章　坐骨神経痛を自分で治す運動

第5章 坐骨神経痛を悪化させない生活術

装丁　田中俊輔（Pages）
本文デザイン・DTP　平野智大（マイセンス）
編集協力　福士 斉
撮影　近藤 豊（帝国写真）
モデル　Yuco
ヘアメイク　大山直美
イラスト　小林孝文（アッズーロ）、ガリマツ
印刷　シナノ書籍印刷

第1章

坐骨神経痛と下肢に痛み、しびれを起こす病気

坐骨神経痛とはどんな症状なのか？

坐骨神経は脊髄《せきずい》から出た細い神経が集まってできた神経の1つです。脊髄は脳とともに「中枢神経」とも呼ばれますが、それ以外の神経は「末梢《まっしょう》神経」といいます。

坐骨神経とつながる末梢神経や脊髄が傷ついたり、絞扼《こうやく》される（圧迫される）ことにより、痛みやしびれが起こるのが坐骨神経痛です。

痛みには左ページのように、3つのタイプがありますが、坐骨神経痛はそのうちの「神経障害性疼痛《とうつう》」に含まれます。

末梢神経の障害により、異常な電気信号が脊髄を通って脳に伝えられると、痛みやしびれとして感じられるようになります。坐骨神経痛のような神経障害性疼痛を診断するには、脳が痛みやしびれをキャッチするまでの経路（末梢神経や脊髄）のどこに問題が生じているのか、詳しくみていかなければなりません。

坐骨神経痛は下肢の痛みやしびれをともなう

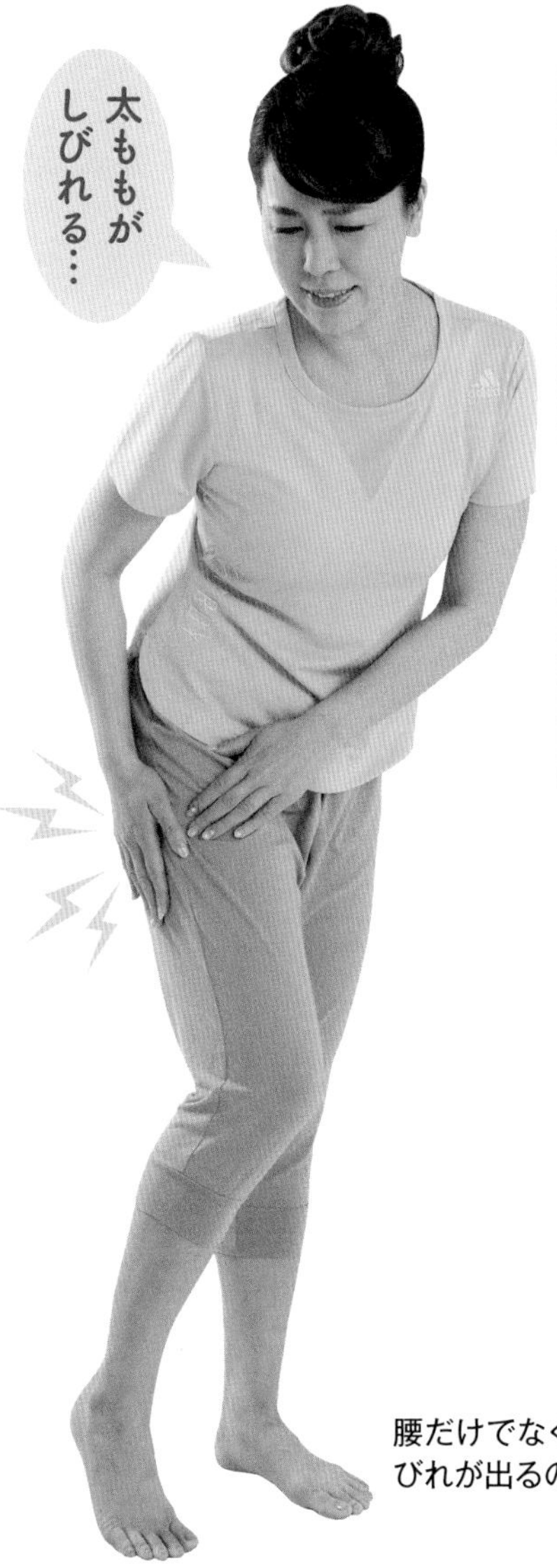

腰だけでなく下肢に痛みやしびれが出るのが坐骨神経痛

痛みの3つのタイプ

侵害受容性《しんがいじゅようせい》疼痛

傷ついた骨や筋肉から放出される炎症を起こす物質が、末梢神経を刺激して生じる痛み

神経障害性疼痛

末梢神経や脊髄などが傷ついたり、圧迫されることで、脳に異常な電気信号が伝わることで生じる痛み

↑

坐骨神経痛の痛みはこのタイプ

非器質性疼痛

ストレスなどの影響で、痛みの感覚を抑制する体内システムが低下するために生じる痛み

医学的には「坐骨神経」が障害された痛み

坐骨神経痛の原因を探るには、まず腰の骨（腰椎）に問題があるかどうかを調べます。腰椎は背骨（脊柱《せきちゅう》）の一部です。脊柱は脊椎骨《せきついこつ》（椎体《ついたい》）と呼ばれる骨が集まってできていますが、頭のほうから7個の脊椎骨を頸椎《けいつい》、その下の12個の脊椎骨を胸椎《きょうつい》、その下の5個の脊椎骨を腰椎、その下の5個の脊椎骨を仙骨《せんこつ》といいます。

一方、脊柱の中には末梢神経の感覚を脳に伝える脊髄が通っています。脊髄はとても太い神経ですが、腰椎のあたりから馬尾《ばび》神経と呼ばれる神経の束になり、そこから椎間孔《ついかんこう》と呼ばれる骨のすき間から末梢神経がおもに下肢のほうへと伸びています。

医学的にはおもに仙骨の1番（Ｓ１）、腰椎の4番（Ｌ４）と5番（Ｌ５）から出ている末梢神経が障害されることで、**お尻や太ももなどに痛みやしびれが起こっている場合、坐骨神経痛と診断します。**

痛みやしびれが起こるメカニズム

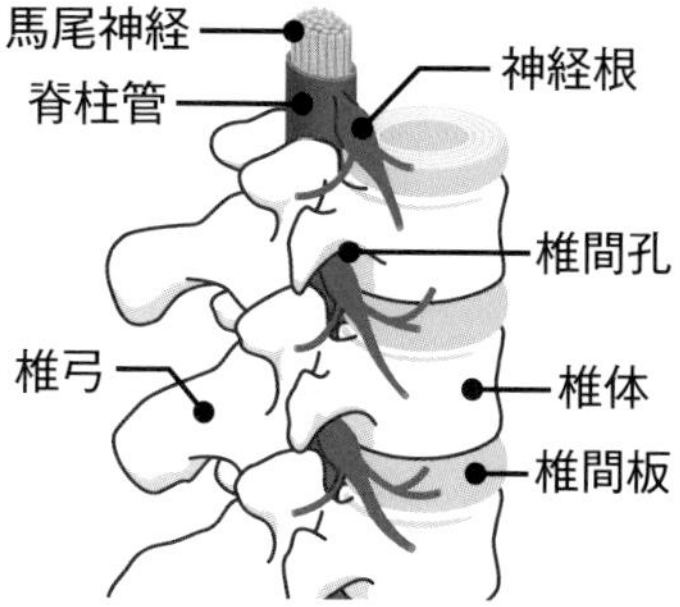

脳とつながっている脊髄は脊柱管を通り、腰椎のあたりから馬尾神経という神経の束に枝分かれしている。馬尾神経から分かれた神経は椎間孔を通って、おもに下肢へと伸びている

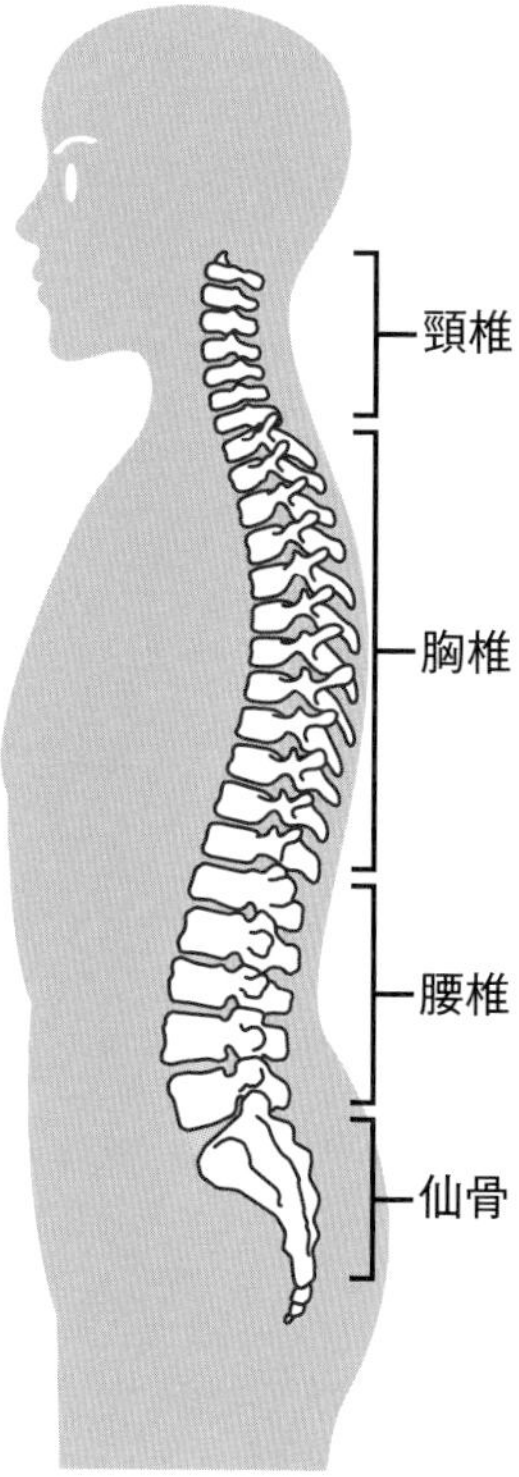

背骨（脊柱）は29個の脊椎骨から構成されている。脊椎骨のうち上7個が頸椎、その下12個が胸椎、その下５個が腰椎、その下の仙骨は5つに分かれる

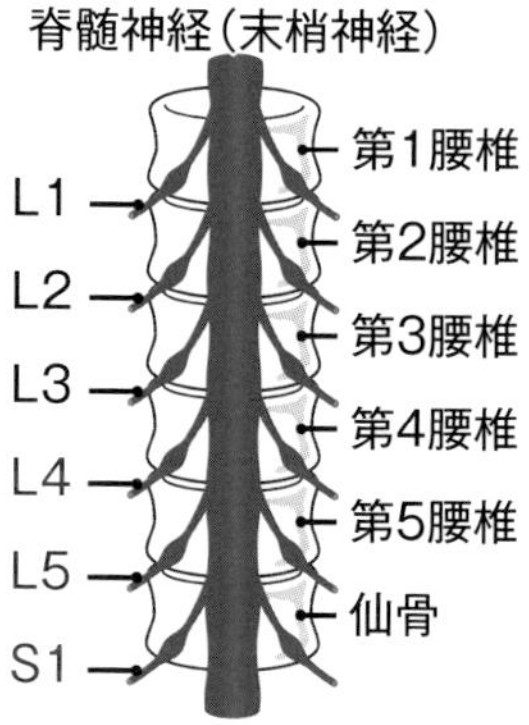

腰椎から出ている末梢神経L1～L5のうちL4とL5、仙骨から出ている末梢神経S1が傷ついたり圧迫されると、下肢に痛みやしびれの症状が出る

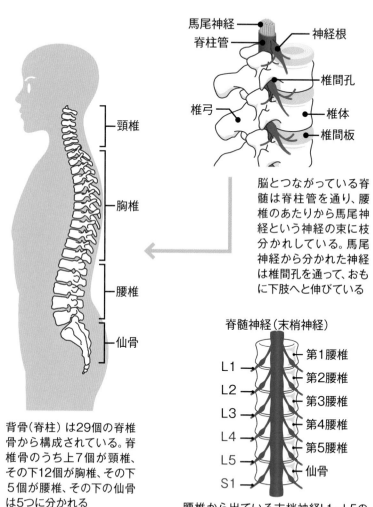

腰痛と坐骨神経痛には関連があるのか？

坐骨神経痛は腰椎に原因があることによって起こるといいましたが、脚だけがしびれると訴える患者さんに「腰が悪いせいですよ」と説明すると、「いや先生、腰痛はないんですよ」と答える患者さんがいます。しかし、診断の結果は腰（腰椎）に原因があって、下肢のしびれが起こっているのです。

一方、患者さんの中には、お尻を指して「腰が痛い」という人もいます。そもそも、「腰」の定義はとてもあいまいで、日本では、腰痛と臀部《でんぶ》痛（お尻の痛み）を区別する人もいますが、ヨーロッパなどでは２つをまとめて腰痛とする傾向があります。ですから、腰痛と臀部痛を区別することはあまり意味はありません。

ちなみに、坐骨神経痛は左ページに示した部位に痛みが出ます。坐骨神経痛かどうかの参考にするとよいでしょう。

腰痛がなくても下肢に症状があれば坐骨神経痛

腰の定義ははっきりしていない

世界的に共通する腰の医学的な定義はない。海外では濃く塗った部分を腰と呼ぶ傾向がある

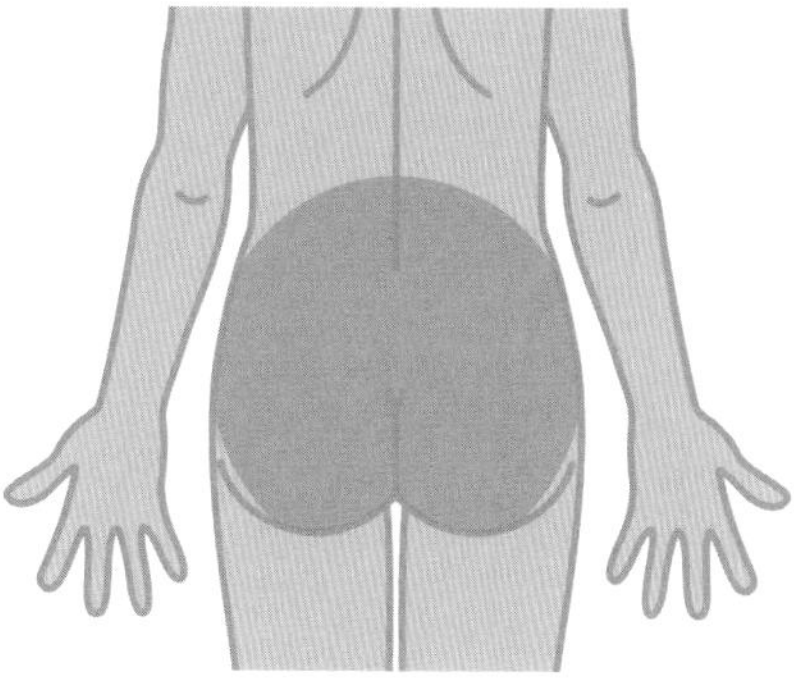

下肢の痛みやしびれはここにあらわれる

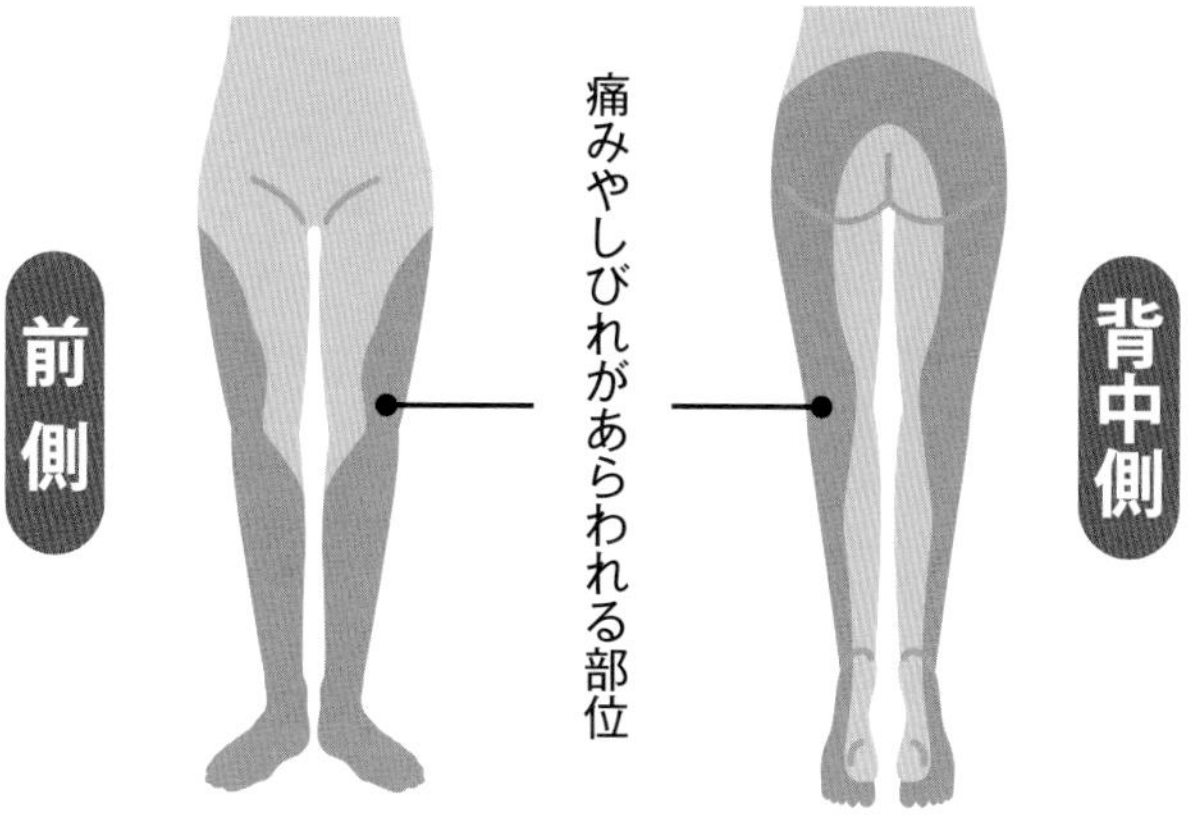

末梢神経L4、L5、S1が傷ついたり圧迫されると、図で示した部分に痛みやしびれが生じる

坐骨神経痛を起こす病気①腰椎椎間板ヘルニア

坐骨神経痛を起こす代表的な腰椎の病気に、腰椎椎間板《ついかんばん》ヘルニア（腰の椎間板ヘルニア）があります。椎体と椎体の間には「椎間板」という弾力性のある組織があります。加齢による弾力性の低下や、スポーツなどによる過剰な負担によって、この椎間板の中の「髄核《ずいかく》」というゼリー状の物質が飛び出したものをヘルニアと呼びます。

腰椎のヘルニアが下肢に向かう神経の「神経根《しんけいこん》」を圧迫したり、脊髄から枝分かれして束になった馬尾神経を圧迫すると、坐骨神経痛の症状が出てきます。ヘルニアがあるかどうかは、ＭＲＩやＣＴなどの画像検査をすればすぐにわかります。しかし腰痛や坐骨神経痛などの症状がまったくない人にヘルニアが見られることも少なくありません。**ヘルニアがあっても症状がなければ、ほとんどの場合、治療をする必要はありません。**

坐骨神経痛を起こす病気①

腰椎椎間板ヘルニア

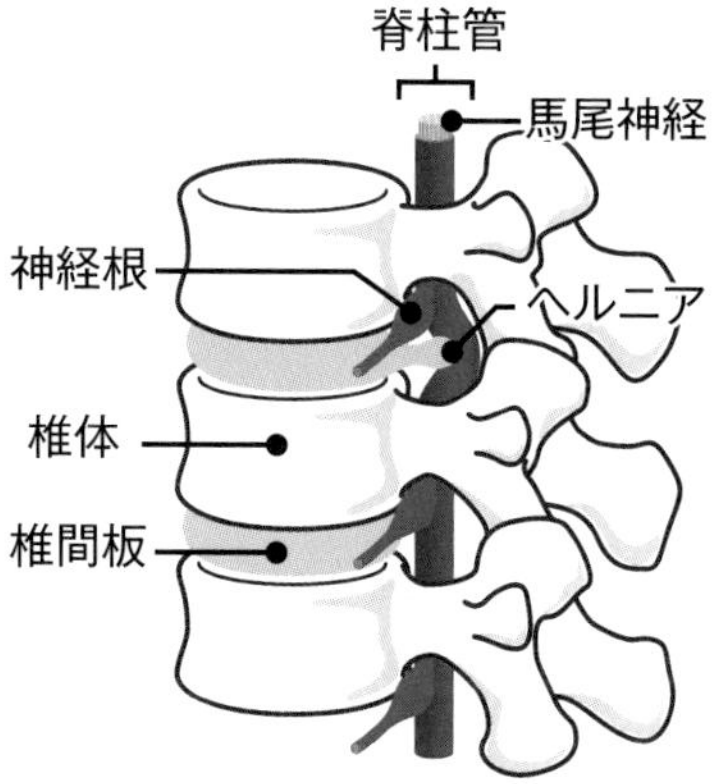

椎間板が飛び出したものをヘルニアという。ヘルニアが神経を圧迫すると、下肢の症状があらわれる

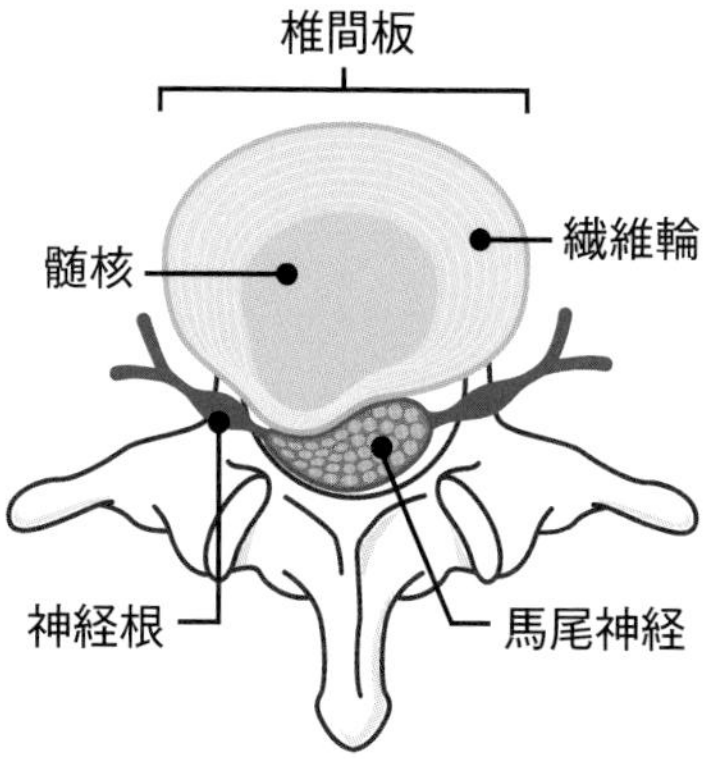

ヘルニアがあれば必ず症状が出てくるわけではない

ヘルニアが神経根を圧迫すると坐骨神経痛の症状があらわれる。馬尾神経が圧迫されて生じる馬尾症状については62ページを参照。神経根の圧迫で起こる症状は片脚に、馬尾神経の圧迫による症状は両脚に出ることが多い

坐骨神経痛を起こす病気②腰部脊柱管狭窄症

脊髄や馬尾神経は背骨（脊柱）の中にあるトンネルを通っています。このトンネルのことを「脊柱管《せきちゅうかん》」といいます。脊柱管が狭くなることで、腰部の神経根や馬尾神経を圧迫して、坐骨神経痛の症状が出るのが腰部《ようぶ》脊柱管狭窄症《きょうさくしょう》です。

脊柱管を狭める原因には、腰椎の変形や椎間板の劣化、骨と骨をつなぐ組織である靭帯《じんたい》の肥厚《ひこう》（厚くなること）などがあります。いずれも加齢によって起こることが多いため、脊柱管狭窄症は高齢者に多くみられます。

脊柱管が狭くなっているかどうかは、椎間板ヘルニアと同じように画像検査で確認します。ただし、画像上、腰部の脊柱管が狭く見えるだけでは病気と判断できません。腰痛や下肢の痛みやしびれを起こす神経障害の部位と、脊柱管狭窄の部位が一致しなければ、脊柱管狭窄症と診断することはできないのです。

坐骨神経痛を起こす病気②

脊柱管狭窄症

正常な脊柱管

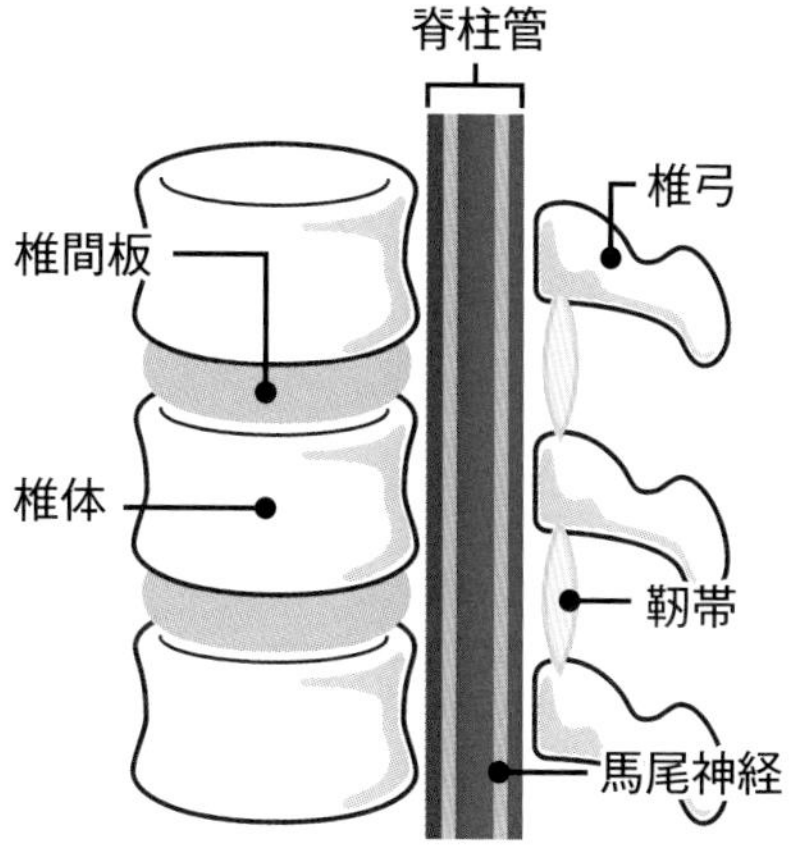

脊柱の中の脊髄や馬尾神経が通るトンネルが脊柱管。何らかの原因で脊柱管の内腔が狭くなるのが脊柱管狭窄症

脊柱管狭窄症の状態

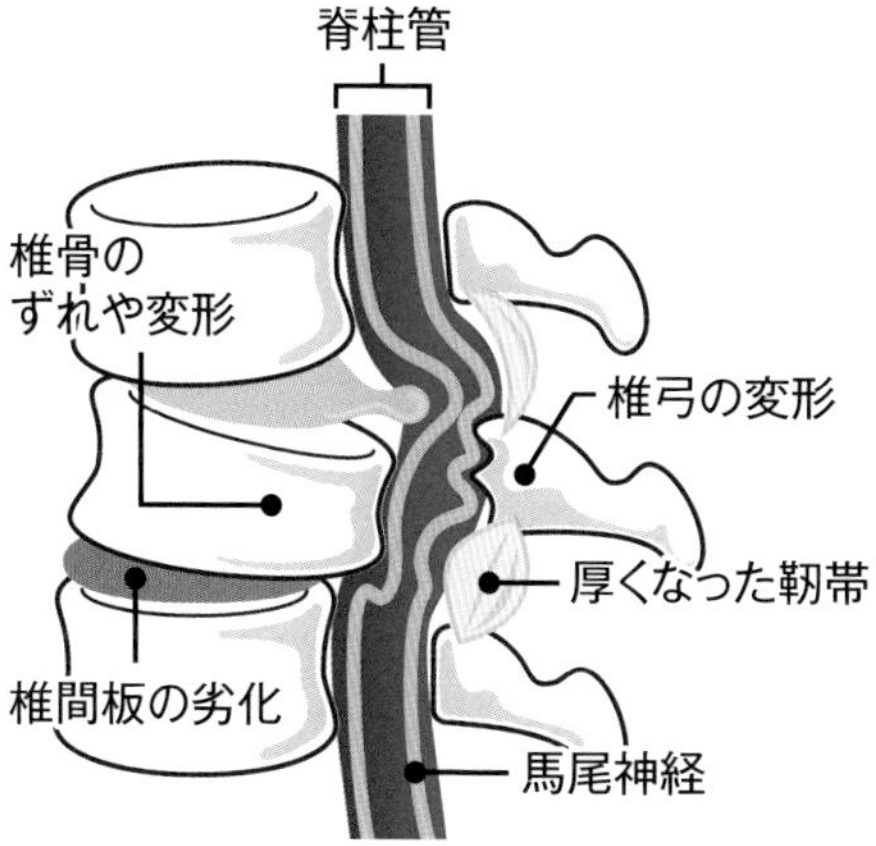

脊柱管が狭くなっていても症状が出ないこともある

骨（椎骨や椎弓）のずれや変形、椎間板の劣化、靭帯の肥厚（厚くなること）などによって、脊柱管が狭くなることによって、下肢に痛みやしびれの症状が出ることがある（腰部脊柱管狭窄症）

脊柱管狭窄症で起こる間欠性跛行とは?

腰部脊柱管狭窄症に特徴的な症状といわれているのが「間欠性跛行《かんけつせいはこう》」です。間欠性跛行とは、少し歩くと脚の痛みやしびれで歩けなくなる、しゃがんで腰を丸めて休むと楽になる、また少し歩くと歩けなくなる……を繰り返す症状です。

しゃがんで腰を丸めると症状がやわらぐのは、丸めることで脊柱管が少し広がり、神経の圧迫が改善されるからです。何度も休まなければならないので、長い距離を歩くことができなくなってしまいます。

ただし、間欠性跛行は腰部脊柱管狭窄症だけに起こるわけではありません。腰椎椎間板ヘルニアでも起こることがありますし、上殿皮《じょうでんぴ》神経障害（42ページ）でも起こります。さらに、脚の血管の動脈硬化が進み、血流が悪くなってあらわれる「閉塞性《へいそくせい》動脈硬化症」という病気でも間欠性跛行の症状が出ます。この場合は、足の冷えをともないます。

脊柱管狭窄症に特徴的な間欠性跛行とは？

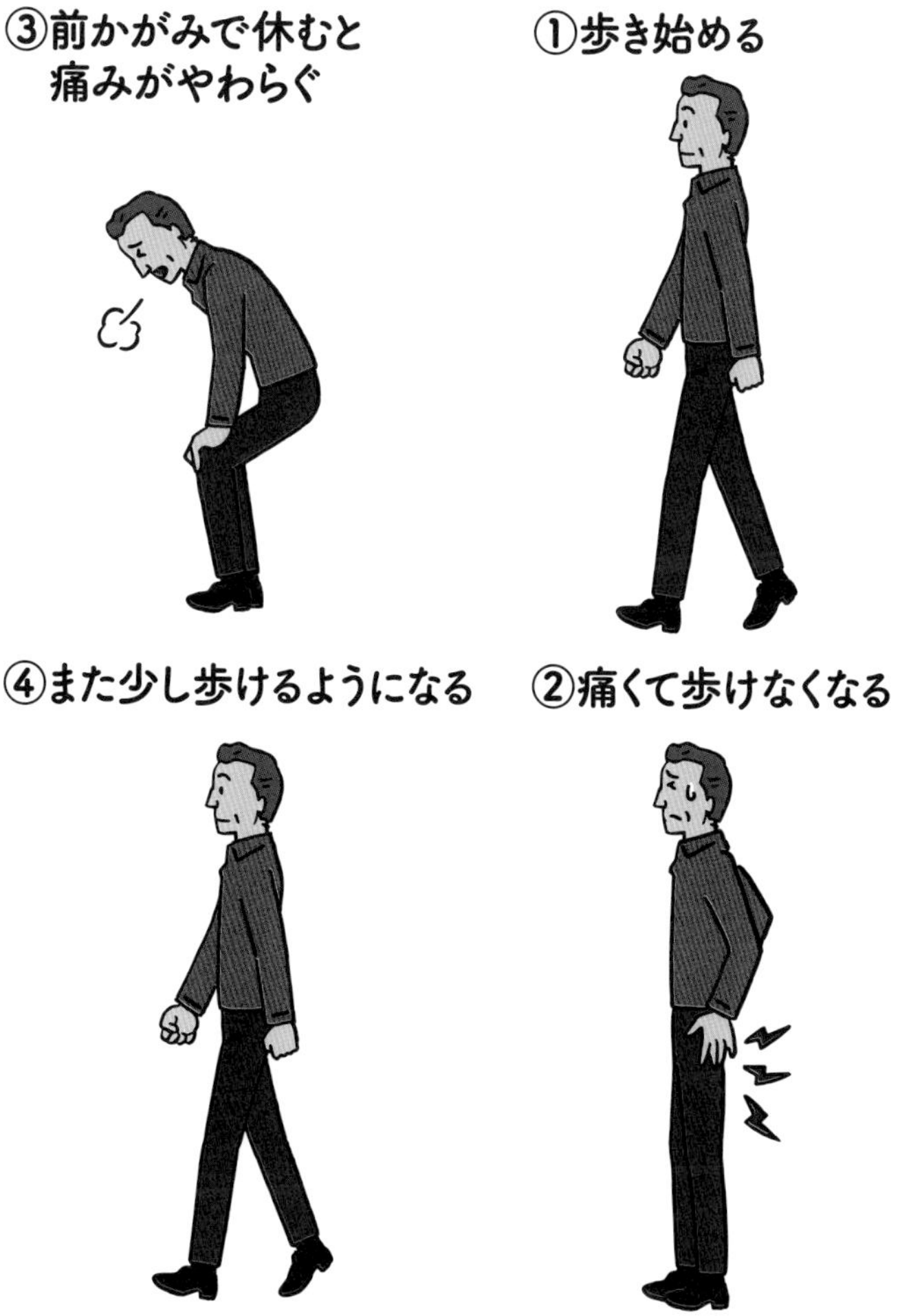
①歩き始める
②痛くて歩けなくなる
③前かがみで休むと
痛みがやわらぐ
④また少し歩けるようになる

腰部脊柱管狭窄症の特徴的な症状といわれる間欠性跛行。少し歩くと脚が痛くなって歩けなくなるが、しゃがんで腰を丸めて休むと痛みがやわらいで、また歩けるようになる。この状態を繰り返すため、長い距離や長い時間を続けて歩けない状態のことをいう。しかし、他の病気で起こることもある

腰椎が原因ではない下肢の痛み、しびれもある

腰椎椎間板ヘルニアや腰部脊柱管狭窄症は、腰椎の問題で坐骨神経痛を起こす病気ですが、腰椎とは別の原因で下肢に痛みやしびれが出る病気はいろいろあります。例えば、硬くなったお尻の筋肉が坐骨神経を圧迫して起こる梨状筋《りじょうきん》症候群や中殿筋《ちゅうでんきん》障害という病気があります。

また、下肢の感覚をつかさどる末梢神経は坐骨神経だけではありません。例えば、お尻の神経が障害されて起こる上殿皮神経障害や中殿皮《ちゅうでんぴ》神経障害、脊柱と骨盤（腸骨《ちょうこつ》）をつなぐ仙腸《せんちょう》関節のズレによって起こる仙腸関節《せんちょうかんせつ》障害という病気もあります。

さらに、下肢に症状が出る病気にまで広げると、外側大腿皮《がいそくだいたいひ》神経障害や腓骨《ひこつ》神経障害、足根管《そっこんかん》症候群という病気もあります。これらは坐骨神経痛ではありませんが、下肢の痛みやしびれの訴えに正しく答えるため、本書ではこうした病気についても扱っています。

腰椎が原因ではない下肢の痛み、しびれ

上殿皮神経障害

上殿皮神経は、腰の皮膚感覚を支配している末梢神経。この神経が締めつけられて、お尻に痛みが出る→42ページ

梨状筋症候群

お尻の深部にある梨状筋が坐骨神経を圧迫して、坐骨神経痛を引き起こすことがある→38ページ

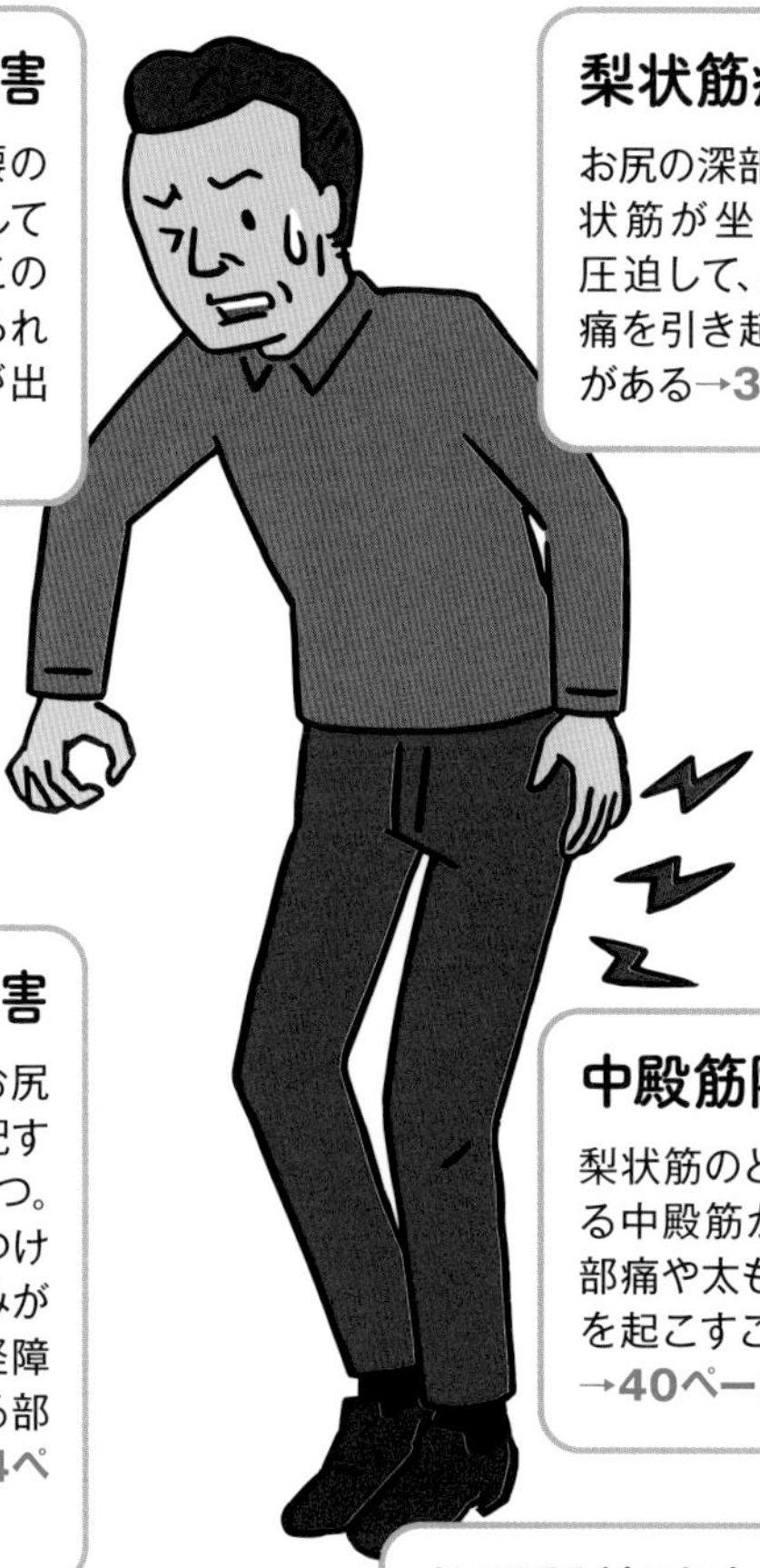

中殿皮神経障害

中殿皮神経も、お尻の皮膚感覚を支配する末梢神経の1つ。この神経が締めつけられてお尻に痛みが出る。上殿皮神経障害とは痛みが出る部位が異なる→44ページ

中殿筋障害

梨状筋のとなりにある中殿筋が痛み、臀部痛や太ももの痛みを起こすことがある→40ページ

仙腸関節障害

脊柱の1番下の骨（仙骨）と骨盤（腸骨）をつなぐ仙腸関節。この骨がズレることによって、お尻や下肢に痛みが出る→46ページ

椎間板ヘルニアや脊柱管狭窄症のように腰椎が原因ではないのに坐骨神経痛が起こることがある

坐骨神経痛ではない下肢の痛みやしびれ

外側大腿皮神経障害

坐骨神経痛では下肢前面に痛みを出すことはない。前面に痛みが出る代表的な病気が外側大腿皮神経障害で、太ももの前と外側の皮膚へ行く神経が傷むことで、太ももに痛みが出る
→48ページ

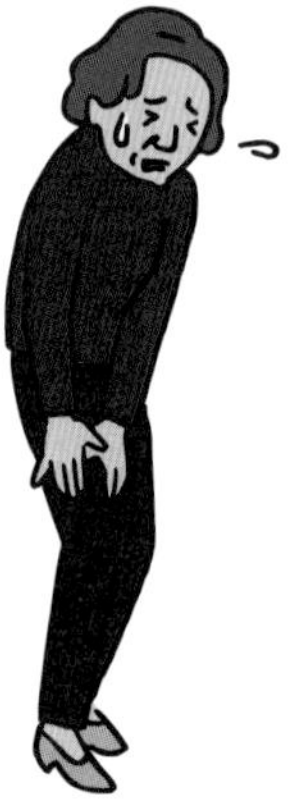

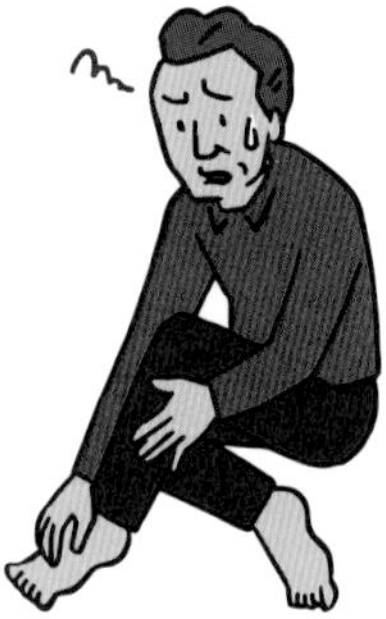

腓骨神経障害

すねの外側と足の甲に痛みが出るのが腓骨神経障害。ひざ下の外側から下側へまわり込むように走っている腓骨神経が痛んで痛みが出る。腰やお尻に痛みが出ることはない
→50ページ

足根管症候群

足の裏が痛くなるのは足根管症候群が疑われる。足の裏に行く神経は、足首の内くるぶしを通って足の裏から足の指に向かうため、ここを通る神経が傷むと足の裏に症状が出てくる→52ページ

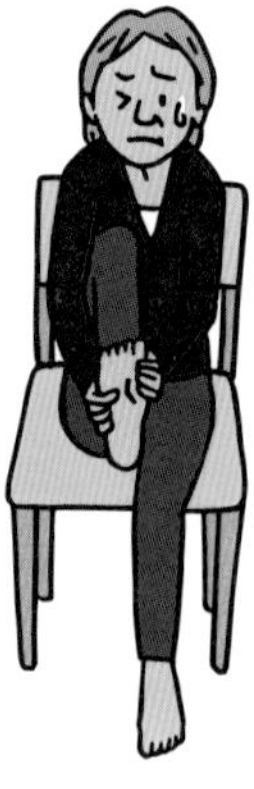

コラム

痛いところに手が届く孫の手を持つ医師とは?

井須豊彦

近年、MRIやCTなどの普及により、腰痛や下肢に痛みやしびれを起こす代表的な疾患である腰椎椎間板ヘルニアや腰部脊柱管狭窄症の画像診断が容易になってきました。さらに、手術法の進歩により、手術成績も以前と比べると、飛躍的に向上しています。

しかし、腰痛治療全体の治療成績はというと、満足すべき状況にはなっていません。その理由の1つとして、腰痛の大多数(約85%)は画像で診断が困難であり、原因を特定することができないことがあげられます。

腰痛が改善しない患者さんは、検査で異常を見つけてほしくて、病院を転々とする傾向がみられます。いわゆる「腰痛難民」の増加です。そして患者さんの多くは、「神の手」や「スーパードクター」と、マスコミで称賛されている外科医に手術してもらいたいと願っていますが、そうした外科医が執刀した手術後、腰痛が残存し苦しんでいる患者さんにたびたび遭遇します。それなのに、外科医からは「手術は完璧で画像上、とくに問題はない」といわれ、ノイローゼと診断されることもあります。

こうしたこともあるので、画像ではわからない腰痛疾患の原因を確定し、その治療法を確立することが重要です。従来と違う観点で、腰痛患者さんを診察すると、梨状筋症候群、中殿筋障害、上殿皮・中殿皮神経障害、仙腸関節障害など「画像ではわからない腰痛疾患」が思っていたよりも多いことがわかります。

腰痛を適切に診断、治療するためには、「神の手を持つ外科医」や「スーパードクター」は必要なく、むしろ患者さんのお話をじっくり聞き、身体に触れたりする「時代おくれの診察」をする医師や「痛いところに手がとどく孫の手を持った医師」が必要なのです。

病院に行く前にセルフチェックをしてみよう

下肢の痛みやしびれを訴える患者さんの中には、**痛いところにマジックペンなどで印をつけて来られる方がいます。これは診察する医師にとってもありがたいことです。**また、患者さんにとっても、どこが痛いのかがわかるので、セルフチェックになります。

ただし、セルフチェックは正確に行わなければなりません。セルフチェックする際は、うつぶせに寝て、指で押して痛いところを見つけます。自分では押しにくい場所なので、家族など協力してくれる人に手伝ってもらうとよいでしょう。

28ページから、下肢に痛みやしびれを起こす腰椎が原因ではない病気のセルフチェック法を示しますが、その前に知っておきたいのが、「後上腸骨棘《こうじょうちょうこつきょく》」の場所です。腸骨というのは骨盤の大きな骨ですが、その後ろ側の上の出っ張りが後上腸骨棘です。これは下肢の痛みやしびれを起こす病気の指標になるポイントなので、ぜひ覚えておいてください。

セルフチェックをしてみよう

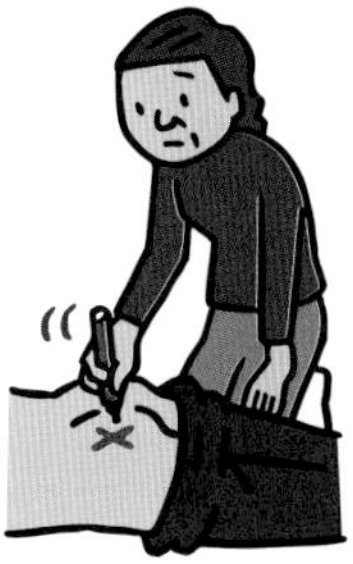

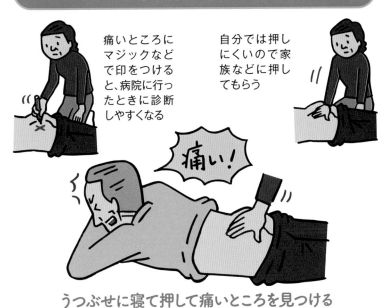

痛いところにマジックなどで印をつけると、病院に行ったときに診断しやすくなる

自分では押しにくいので家族などに押してもらう

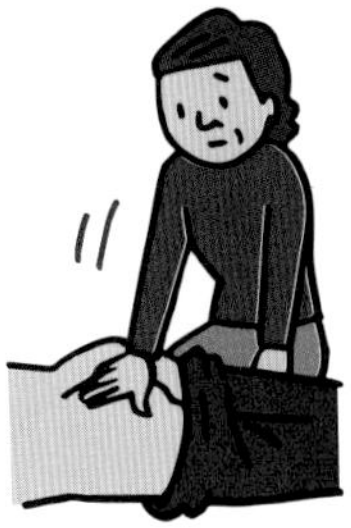

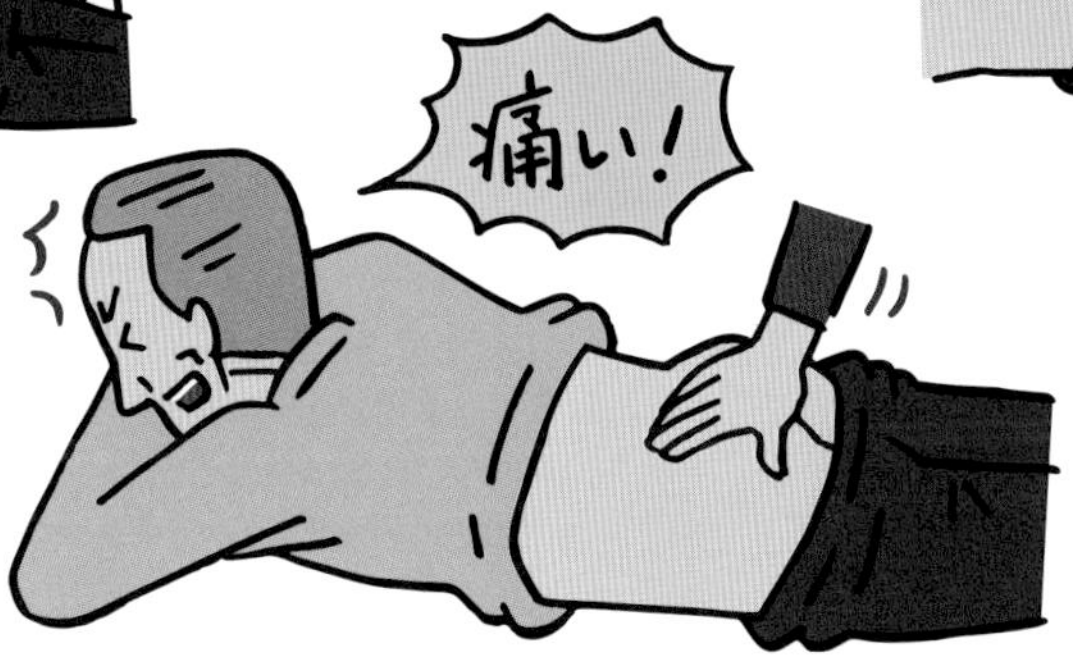

うつぶせに寝て押して痛いところを見つける

後上腸骨棘の見つけ方

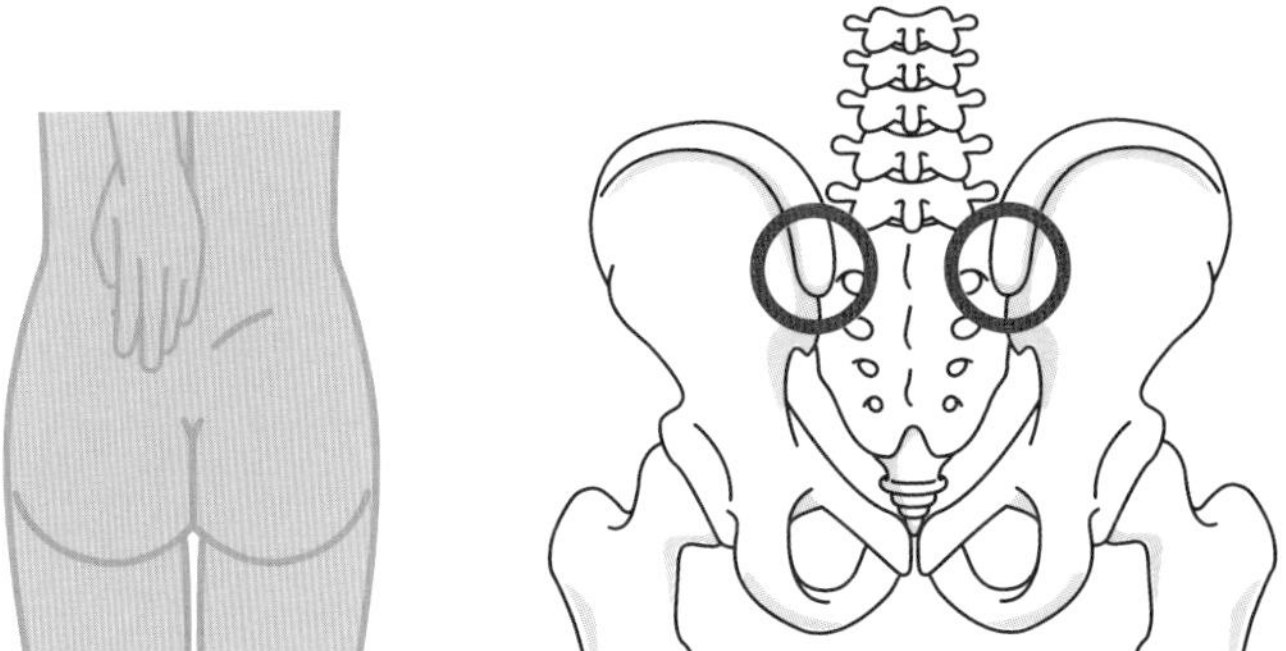

骨盤の後ろに手を置いて、1番出ている骨。ここが痛みの原因を探るポイントになる

梨状筋症候群のセルフチェック

梨状筋はお尻の深部にある筋肉です。この筋肉が硬くなることで、坐骨神経が圧迫されて、下肢に痛みやしびれが出るのが梨状筋症候群です。

梨状筋を見つけるポイントは、先述した後上腸骨棘と大腿骨大転子《だいたいこつだいてんし》です。大腿骨大転子（以下、大転子）というのは、大腿骨（太ももの骨）の上のほうの外側にある突起です。立った姿勢で、骨盤の外側に手をあてて、かかとを支点にして、つま先を内側や外側に動かすと、動きを感じられる骨があります。これが大転子です。つま先を外側に向けると大転子は引っ込み、つま先を内側に向けると大転子がせり出すのでわかると思います。

後上腸骨棘と大腿骨大転子を結んだ線の、大転子側から3分の1くらいのところに梨状筋があります。梨状筋症候群の人はここがコリコリと硬くなっていて、押すと痛みがあります。**ここを押したとき、痛みが強くなれば、梨状筋症候群が疑われます。**

梨状筋症候群のセルフチェックのやり方

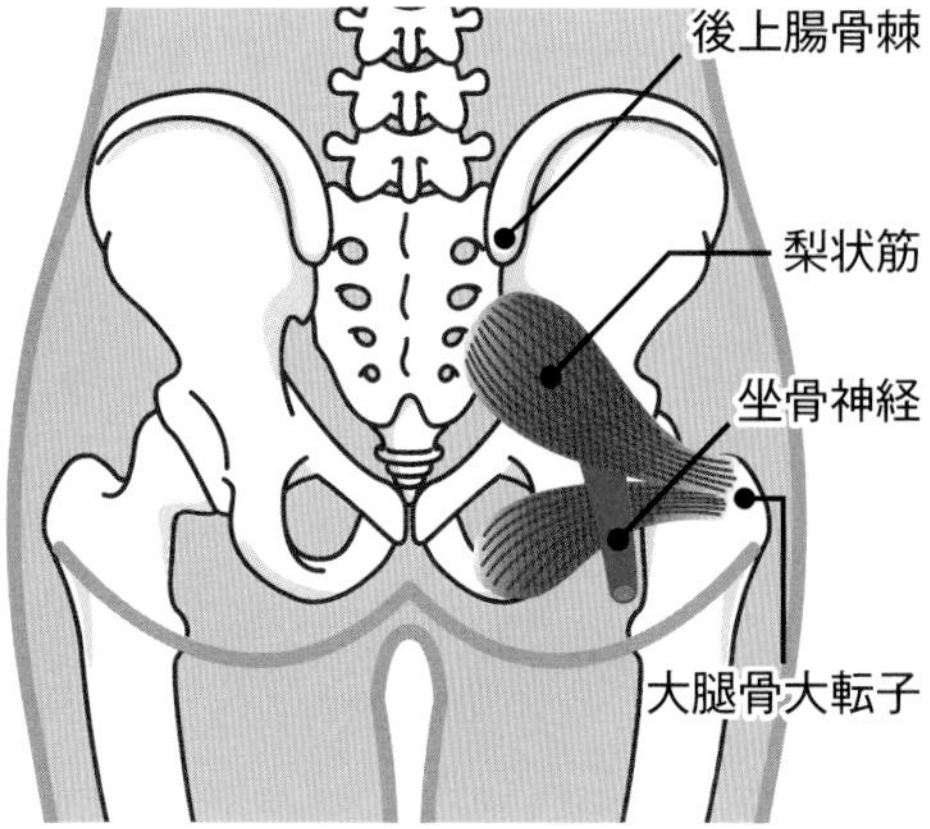

梨状筋は後上腸骨棘と大腿骨大転子を結んだ線の1/3くらいのところにある

→病気の解説は38ページへ

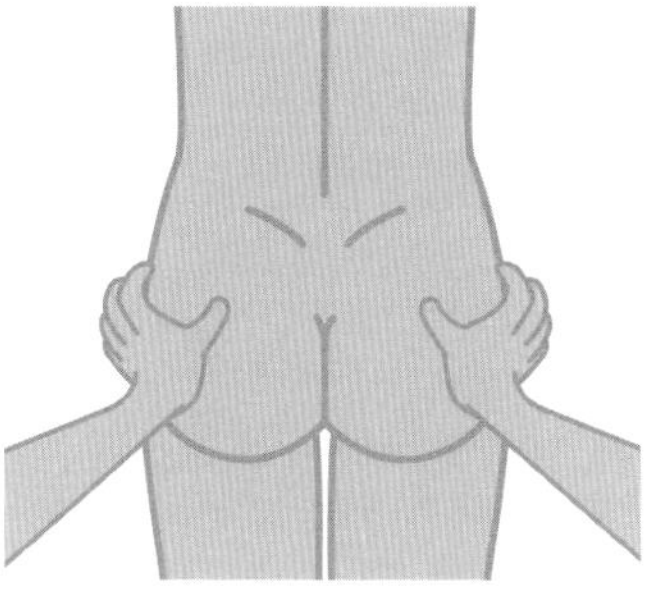

梨状筋を押したときに強い痛みがあれば梨状筋症候群が疑われる

大腿骨大転子の見つけ方

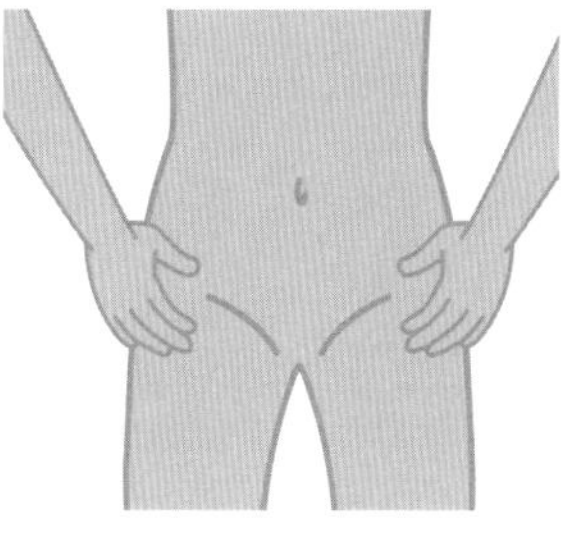

脚を広げて立ったとき、太ももの一番出っ張っている骨

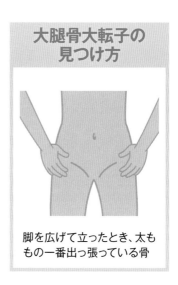

中殿筋障害のセルフチェック

中殿筋は梨状筋のとなりにある筋肉で、お尻の筋肉でもっとも大きい大殿筋《だいでんきん》におおわれています。中殿筋は歩くときや片足立ちをしたとき、骨盤を支える役割をしています。そのため、中殿筋の筋力が低下してくると、片足立ちをしたときに、バランスがとりにくくなります。

この中殿筋の筋肉が硬くなって、お尻の外側のあたりに痛みが出てくるのが、中殿筋障害という病気です。

中殿筋を見つけるポイントは「腸骨稜《ちょうこつりょう》」です。腸骨稜は骨盤（腸骨）の上縁が上向きに弧を描いている部分です。腸骨稜の頂点と大腿骨大転子を結んだ線のまん中から、少し内側のあたりが中殿筋です。このあたりが硬くなっていて、押したときに強い痛みがあれば中殿筋障害が疑われます。

中殿筋障害のセルフチェックのやり方

→中殿筋障害の解説は40ページへ

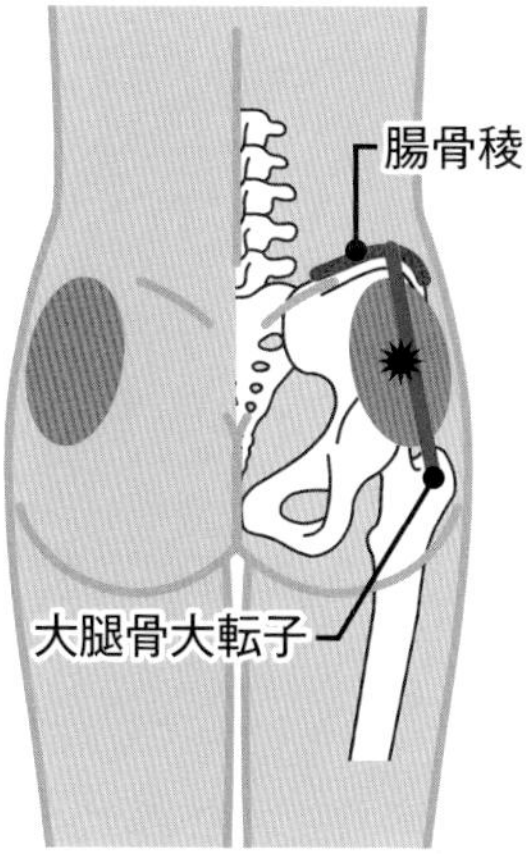

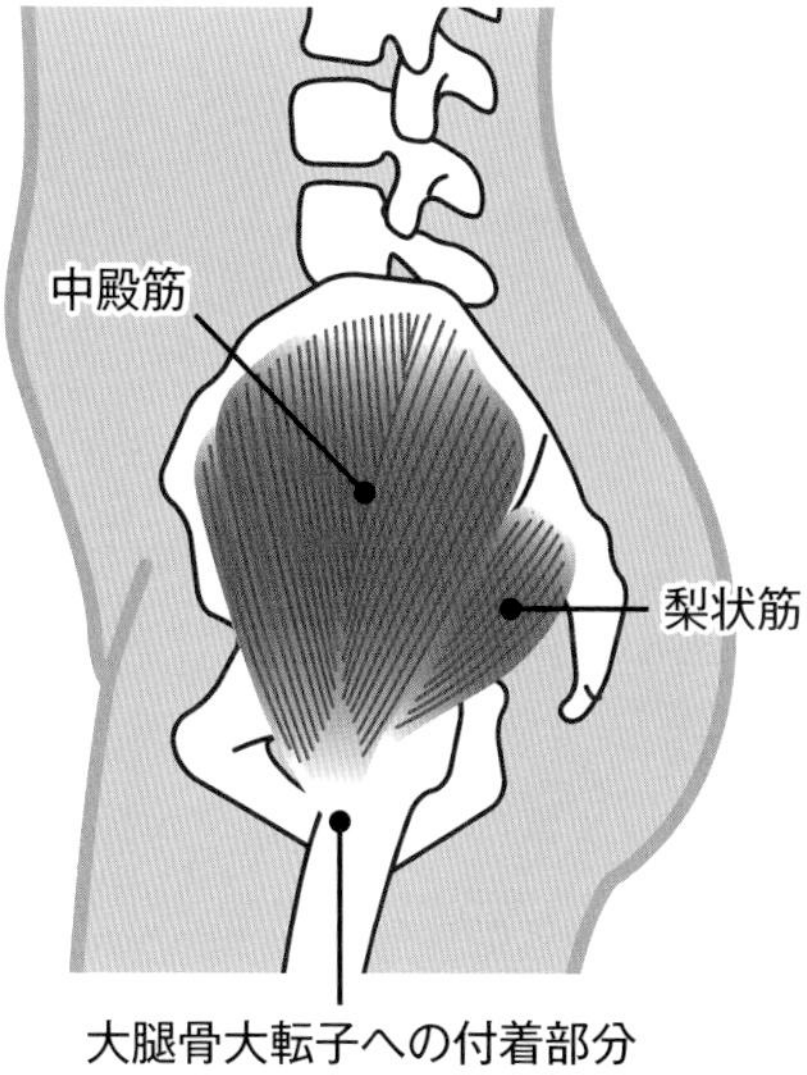

中殿筋は腸骨稜と大腿骨大転子を結んだ線の真ん中から、少し内側のあたりにある

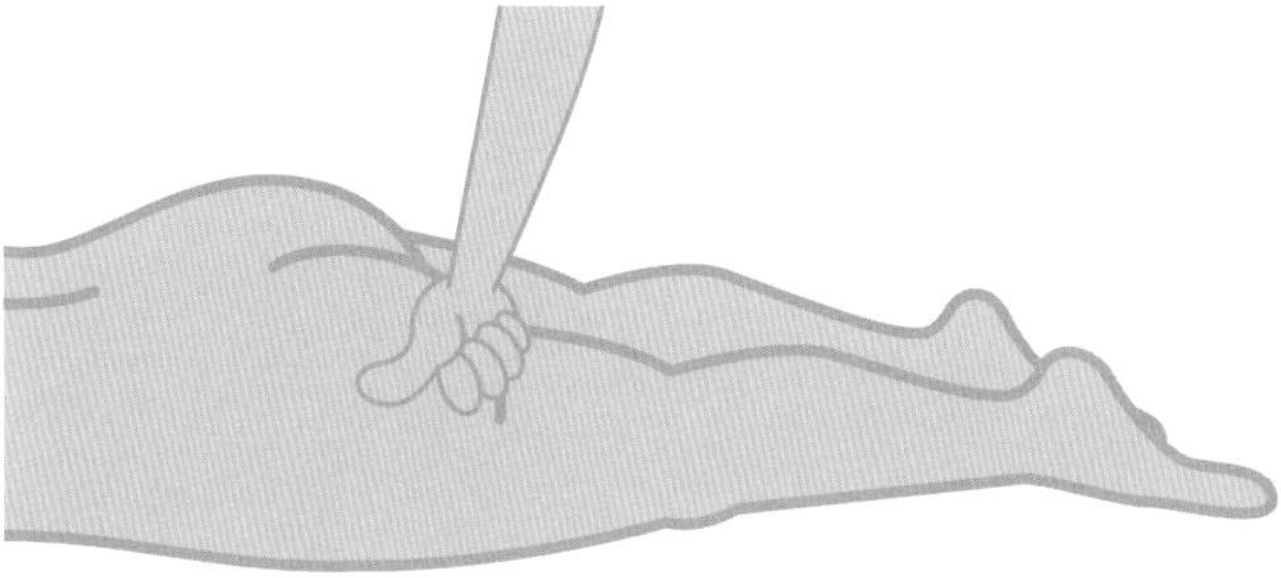

ここを押して痛みがあれば中殿筋障害が疑われる

上殿皮神経障害のセルフチェック

上殿皮神経は、お尻の皮膚感覚を支配する末梢神経の１つで、後上腸骨棘の上のほうを走っています。この神経が圧迫されて、腰からお尻にかけて痛みが出てくるのが上殿皮神経障害です。

後上腸骨棘の上の正中（背骨の真ん中）から、左右それぞれ７〜８㎝くらいのところにへこみがあります。そこを押して痛みが強ければ上殿皮神経障害が疑われます。

へこみがわからない場合でも、腰のあたりを外側に向けて腸骨に沿って押していき、７〜８㎝のところに痛みがあれば上殿皮神経障害の可能性があります。

上殿皮神経障害は、ＣＴやＭＲＩなどの画像検査では見つけられない病気なので、医師でも触診が最も重要な診断基準になっています。ただ治療している病院が少ないため、腰椎が原因の腰痛とまちがえやすいといわれています。

上殿皮神経障害のセルフチェックのやり方

→上殿皮神経障害の解説は42ページへ

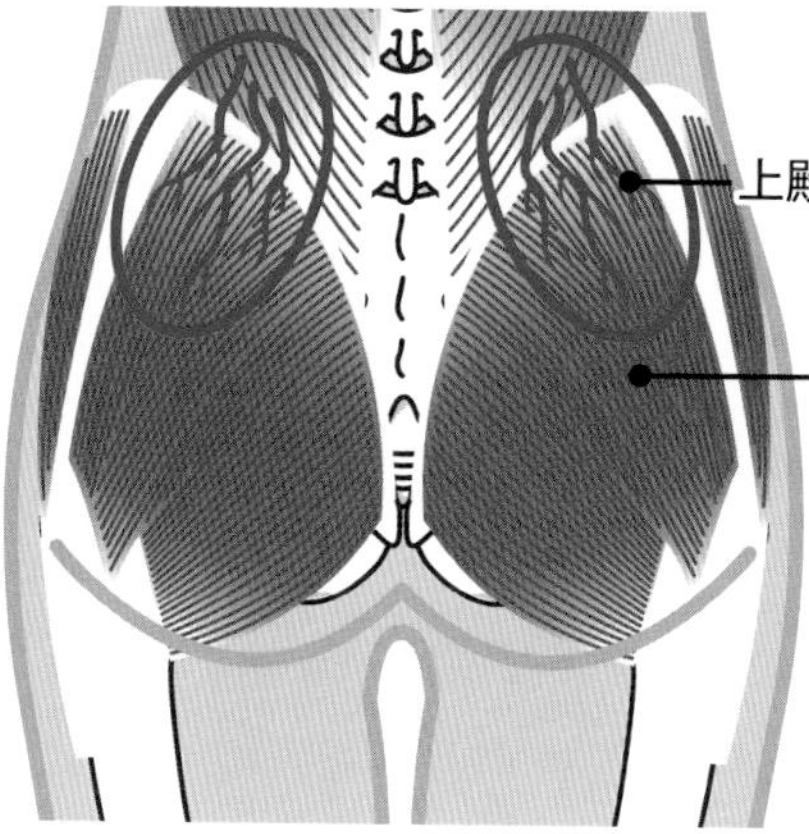

上殿皮神経は腰からお尻にかけて皮膚の下にある神経

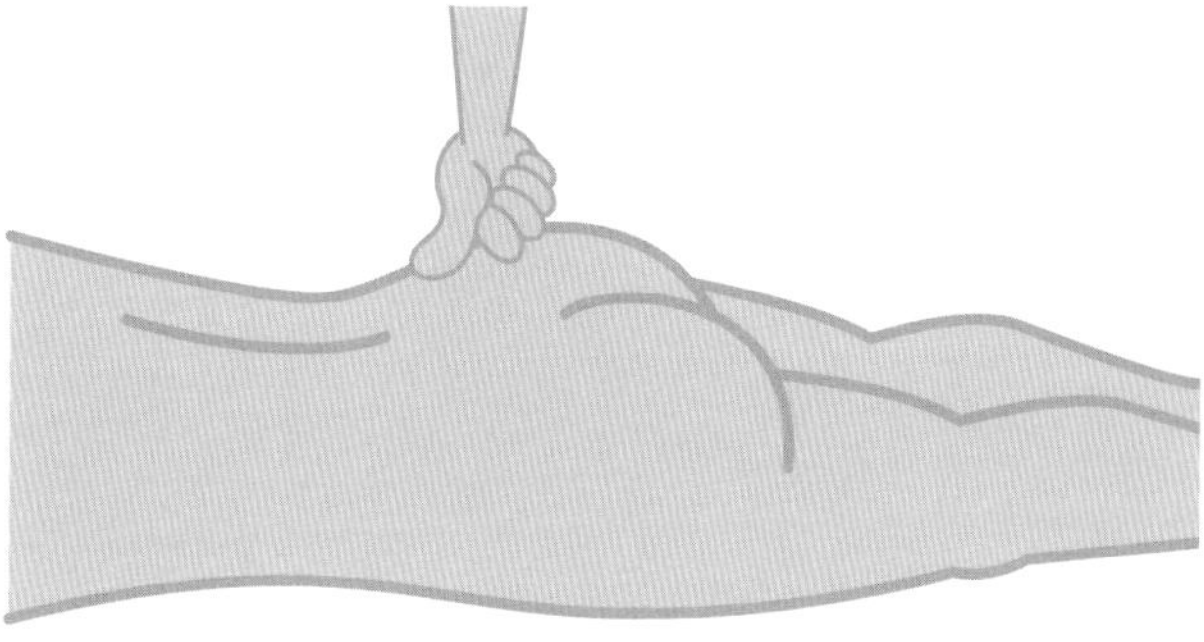

後上腸骨棘の上のほうで、正中（背骨の真ん中）から7～8㎝のところに痛みがあれば上殿皮神経障害が疑われる

中殿皮神経障害のセルフチェック

中殿皮神経も、お尻の皮膚感覚を支配する末梢神経で、後上腸骨棘の下のほうを走っています。お尻の筋肉が硬くなり、中殿皮神経が圧迫されることによって、お尻に痛みが出るのが中殿皮神経障害です。

後上腸骨棘から35㎜ぐらい下で、やや外側を押して、痛みが強くなれば中殿皮神経障害が疑われます。

中殿皮神経障害も。画像検査では見つけられない病気なので、医師もこの部位を押して、診察します。

上殿皮神経障害と同じように、治療している病院が少ないため、腰椎が原因の腰痛とまちがえやすいといわれてます。なお、腰痛を訴える人の12％が上殿皮神経障害、14％が中殿皮神経障害という報告があります。

中殿皮神経障害のセルフチェックのやり方

→中殿皮神経障害の解説は44ページへ

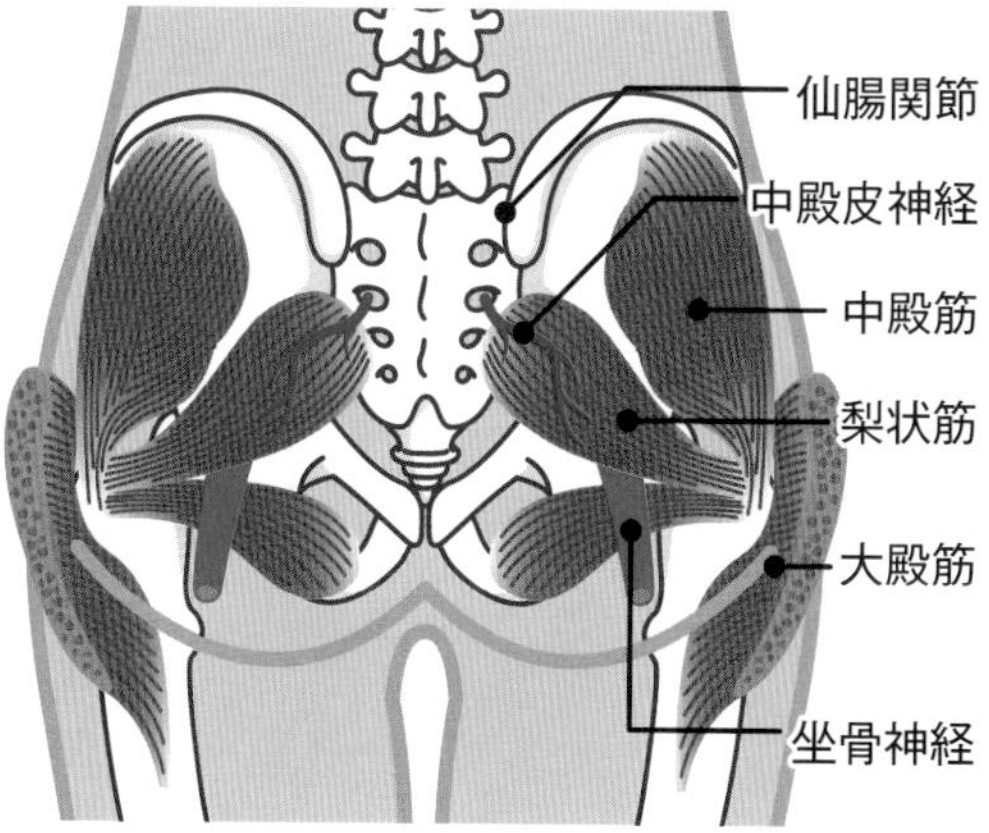

中殿皮神経は仙骨から出て、お尻の皮膚の下に向かう神経

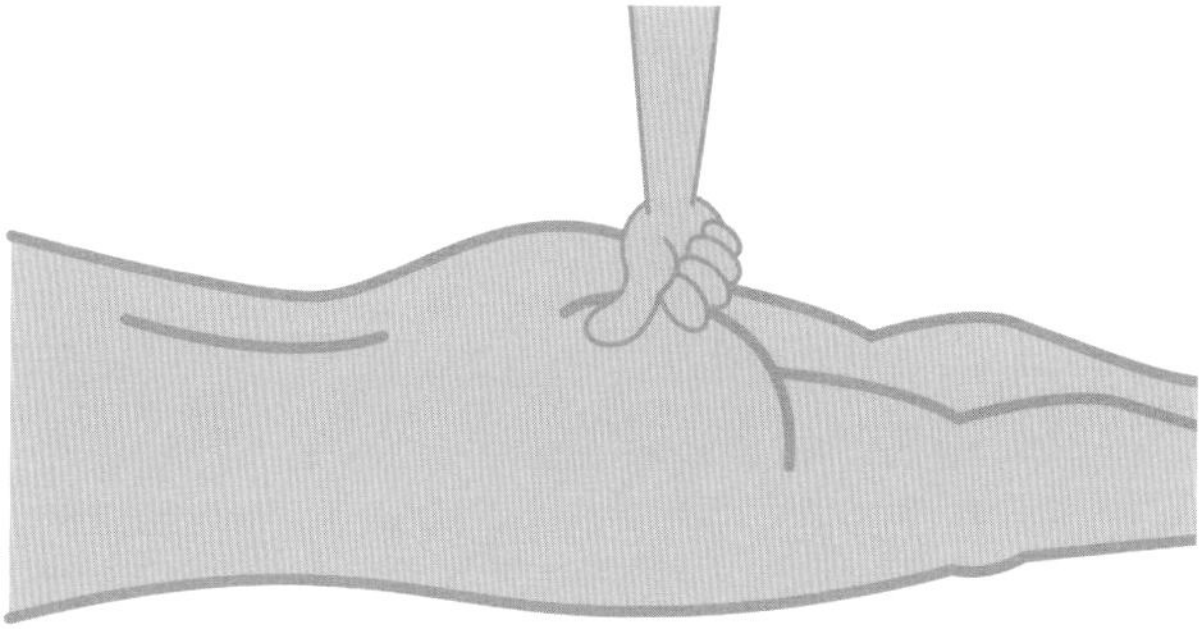

後上腸骨棘から35㎜ぐらい下の、やや外側を押して痛みがあれば中殿皮神経障害が疑われる

仙腸関節障害のセルフチェック

仙腸関節というのは、腰椎と骨盤（腸骨）をつないでいる関節で、上半身の重みを支えています。この仙腸関節のわずかなズレが神経などに影響を与え、下肢に痛みが出てくるのが仙腸関節障害です。

医師が診断するときは、「仙腸関節スコア」という診断指標が用いられます。このスコアの中に「1本指指しテスト」というのがあります。患者さんに痛いところを指差してもらうテストですが、後上腸骨棘のあたりに痛みがあれば仙腸関節障害の疑いがあります。合わせて、そけい部に痛みがあったり、座ったときの痛みがあれば、仙腸関節障害が強く疑われます。ただ、これらが満たされるからといって仙腸関節障害とは確定できません。中殿皮神経障害と症状が似ているので、注意が必要です。

仙腸関節障害のセルフチェックのやり方

→仙腸関節障害の解説は46ページへ

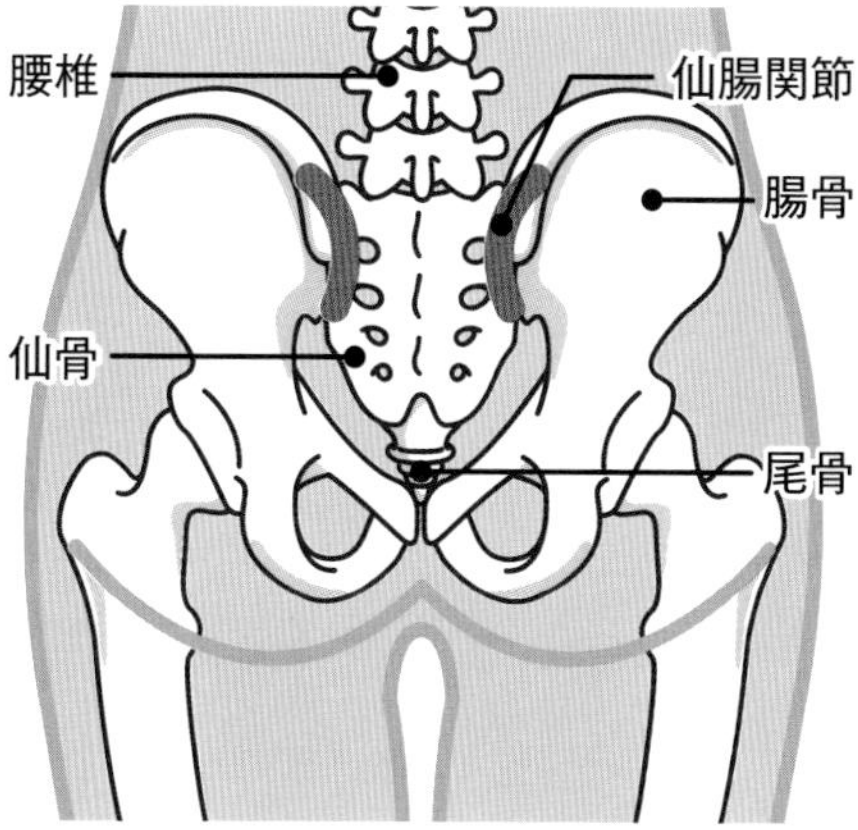

仙腸関節は腰椎と骨盤（腸骨）をつなぐ組織。上半身からかかる衝撃をやわらげる働きがある

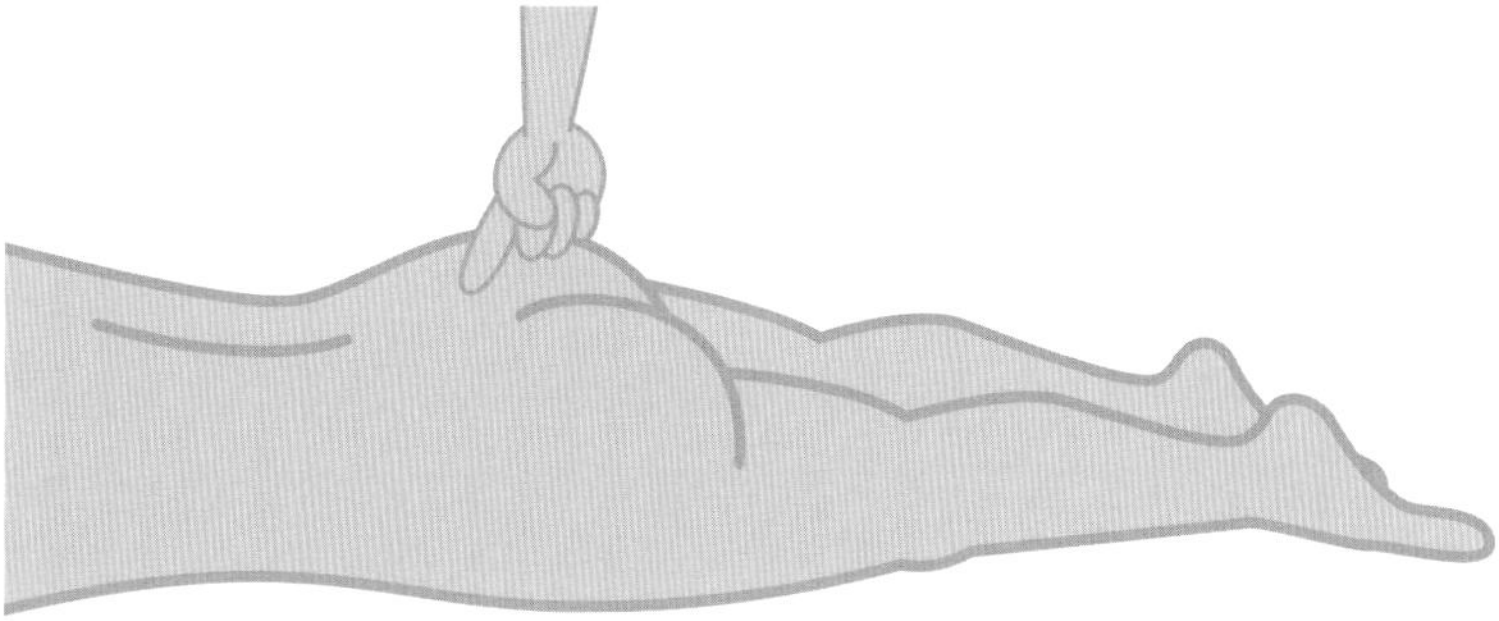

医師が診断に用いる「1本指指しテスト」は、痛いところを指で示してもらい、後上腸骨棘のあたりに痛みがあるかをチェック。ただしこの部位の痛みは中殿皮神経障害でも起こるので、「仙腸関節スコア」だけでは判断が難しい。スコアの中にある「そけい部痛」や「座位での疼痛誘発」が自覚できれば仙腸関節障害が疑われる

梨状筋症候群はどんな病気なのか？

梨状筋はふだんはやわらかい筋肉ですが、使いすぎなど何らかの原因で硬くなると、お尻の外側のあたりに痛みが出ることがあります。

一方、坐骨神経は骨盤から出て脚のほうに向かっていますが、その途中、骨盤の出口のところで梨状筋のトンネルを通ります。そのため、硬くなった梨状筋が坐骨神経をつぶしてしまい、お尻から太ももの後にかけてしびれの症状が出てくることがあります。これも坐骨神経痛といえますが、原因は腰椎ではなく梨状筋にあります。腰椎病変の原因は画像検査で見つかりますが、梨状筋症候群は画像検査では見つけることができません。

長く座っていると症状が強くなったり、逆に歩くと楽になることもあります。また草むしりなど中腰の作業や、ゴルフなどのスポーツ、長時間の運転など、梨状筋に負担をかける動作を続けることで起こりやすいといわれています。

梨状筋と坐骨神経

→梨状筋症候群の治療法は90ページへ

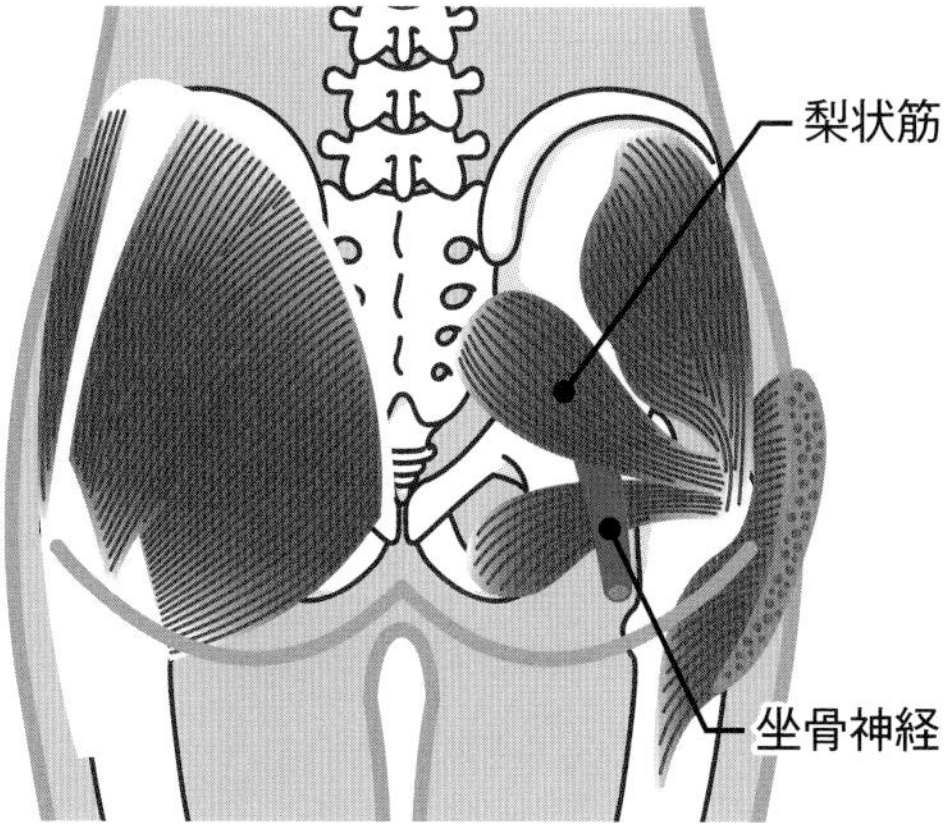

通常やわらかい梨状筋に負担がかかって硬くなると、お尻に痛みが出たり、梨状筋のそばを走ってきる坐骨神経がつぶれて、太ももなどにしびれが出る

＊井須豊彦、金景成編著『超入門　手術で治すしびれと痛み』（メディカ出版）より一部改変

歩くと楽になる

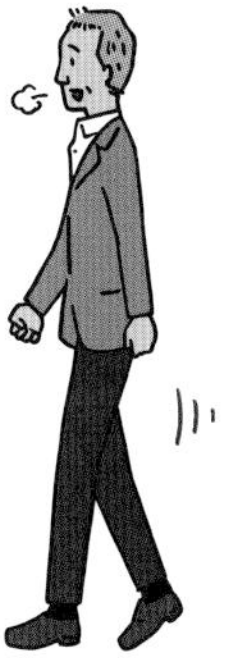

座っているときに痛い

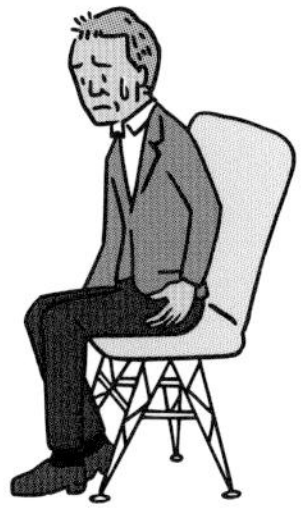

梨状筋症候群は長く座っているときに痛くなるが、歩くと楽になることも

中殿筋障害はどんな病気なのか？

梨状筋のとなりにある中殿筋は、骨盤（腸骨）と大腿骨頭《だいたいこっとう》とを結ぶお尻の筋肉の1つです。中殿筋は、片足立ちや脚を外転（片脚を真横に上げるなどの動き）するときに骨盤を安定させるために使われます。

この筋肉に負担がかかり、筋肉の緊張が続いて硬くなると、お尻に痛みが出てくることがあります。これが中殿筋障害です。また、太ももの外側や後ろなどに痛みが出ることもあります。

中殿筋障害は、歩いたり、座っているときに痛くなります。片足立ちをすると中殿筋に負担がかかるため、この動作をしたときに痛くなることもあります。さらに、脚が痛くて歩けなくなり、しゃがんで休みながらでないと歩き続けられなくなる、間欠性跛行（20ページ）の症状が出る人もいます。画像診断では見つけることはできません。

中殿筋は大殿筋の下にある

→中殿筋障害の治療法は90ページへ

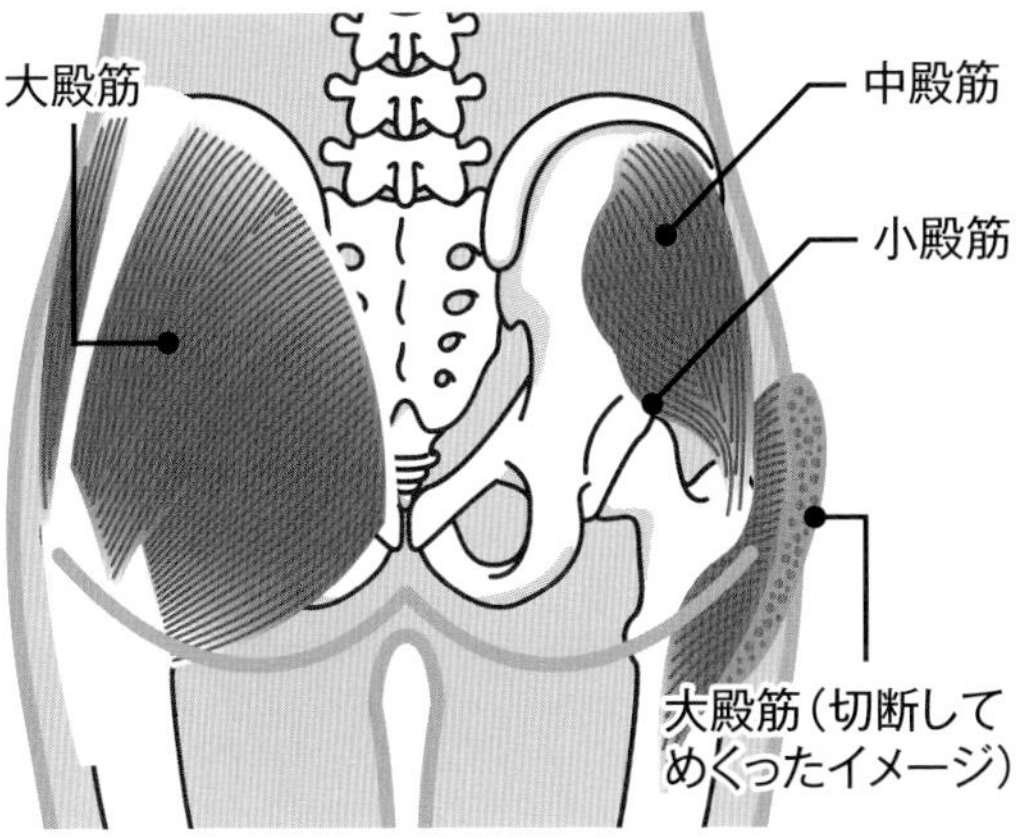

中殿筋は大殿筋でおおわれている。梨状筋のとなりにあり、
お尻に痛みが出るほか、太ももにも痛みが伴うことも

座って痛くなることも

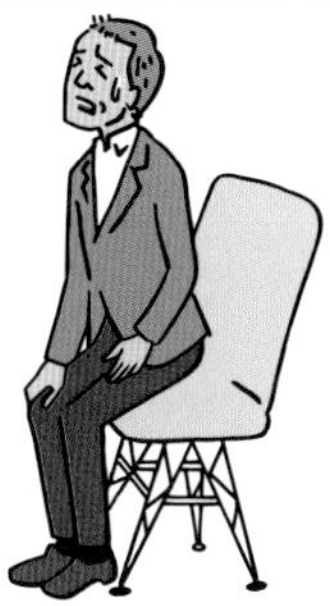

痛くて歩けなくなる

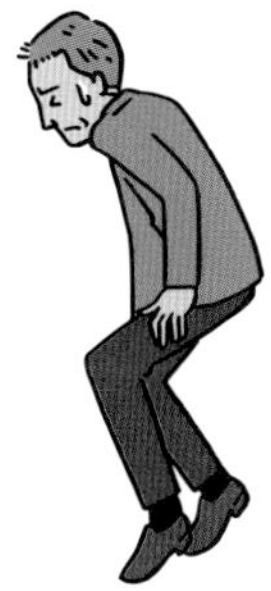

中殿筋障害は歩くと痛くなり、間欠性跛行（20ページ）を起こすこともある。
長時間座っていると悪化することも

上殿皮神経障害はどんな病気なのか？

上殿皮神経は腰椎から出て、お尻の皮膚に向かう数㎜の末梢神経で、お尻の皮膚感覚を支配しています。

この神経が体表近くに出てくるところで、圧迫されて、ベルトあたりの腰痛（後上腸骨棘の上）のほうに痛みが出てくるのが上殿皮神経障害です。

上殿皮神経障害の患者さんの約半数は下肢の痛みやしびれをともなうといわれています。また、休み休みでないと歩き続けることができなくなる、間欠性跛行（20ページ）の症状が出る人もいます。

腰をひねったり、起き上がったり、歩いたりすることで痛みが強くなるため、腰椎が原因の腰痛と間違えて診断されてしまうこともありますが、この病気も画像検査では見つけることができません。

腰からお尻に向かう上殿皮神経

→上殿皮神経障害の治療法は92ページへ

腰をひねると痛い

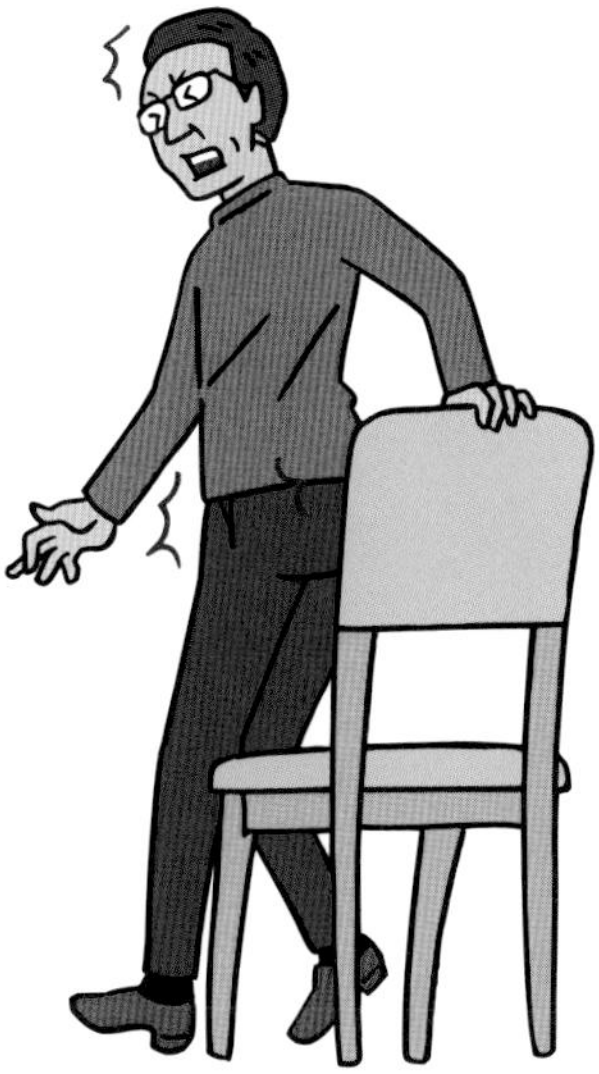

歩いたり、起き上がったり、腰をひねると痛くなる。腰椎からくる腰痛（腰椎椎間板ヘルニアや腰部脊柱管狭窄症など）と間違えやすいといわれているが、レントゲンやMRIでは見つけることはできない

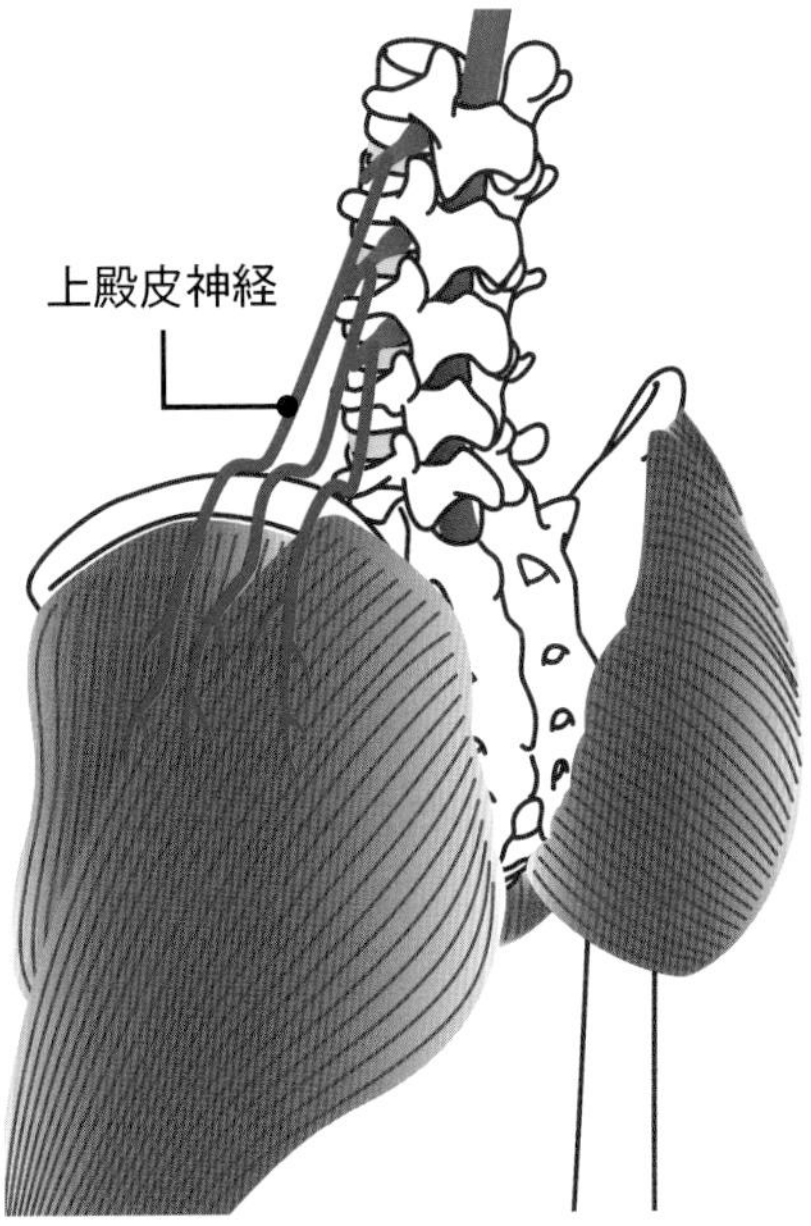

上殿皮神経は、腰からお尻の皮膚に向かって伸びている数㎜程度の細い神経。この神経が締めつけられることで腰からお尻にかけて痛みが出るのが上殿皮神経障害。下肢に痛みやしびれが出ることもある

中殿皮神経障害はどんな病気なのか？

中殿皮神経は仙骨から出て、お尻の皮膚に向かう数㎜の末梢神経で、上殿皮神経障害と同じように、お尻の皮膚感覚を支配しています。

この神経は大殿筋（お尻の大きな筋肉）の中を通っているので、お尻の筋肉が硬くなると圧迫され、お尻の下（後上腸骨棘の下）のほうに痛みが出てきます。下肢の痛みやしびれをともなうこともあります。これが中殿皮神経障害で、画像診断で見つけられない病気の１つです。上殿皮神経障害と同じように、腰椎が原因の腰痛と間違えて診断されてしまうこともあります。

中殿皮神経障害は、歩いているときも、座ったときも痛くなるのが特徴です。ちなみに、座って痛くなるのは、ここで取り上げた病気では、梨状筋症候群、中殿皮神経障害、仙腸関節障害、中殿筋障害も含め、合計４つです。

お尻にある中殿皮神経

→中殿皮神経障害の治療法は92ページ

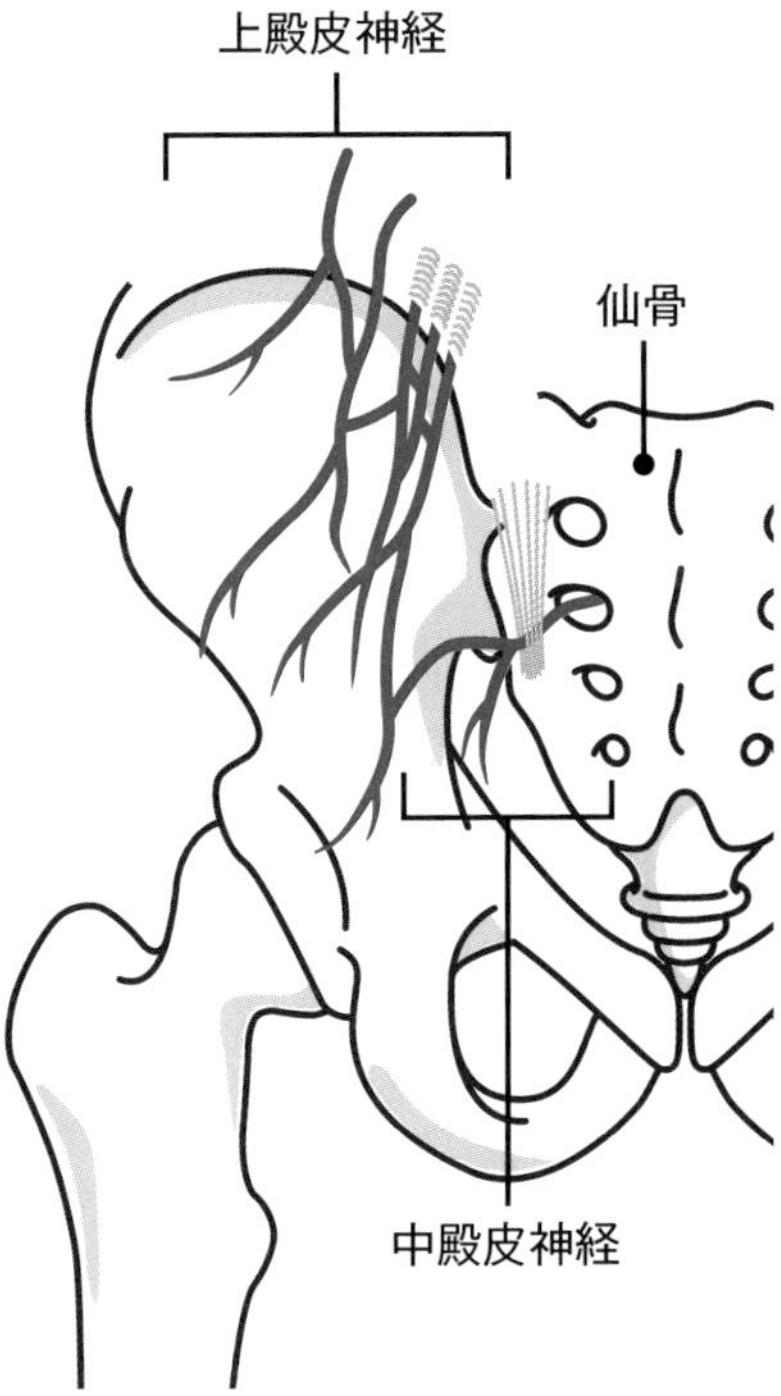

中殿皮神経は、仙骨から出て、お尻の皮膚に向かって伸びている数㎜程度の細い神経。この神経が締めつけられることで、腰やお尻に痛みが出る。下肢に痛みやしびれが出ることもある

腰を曲げると痛い

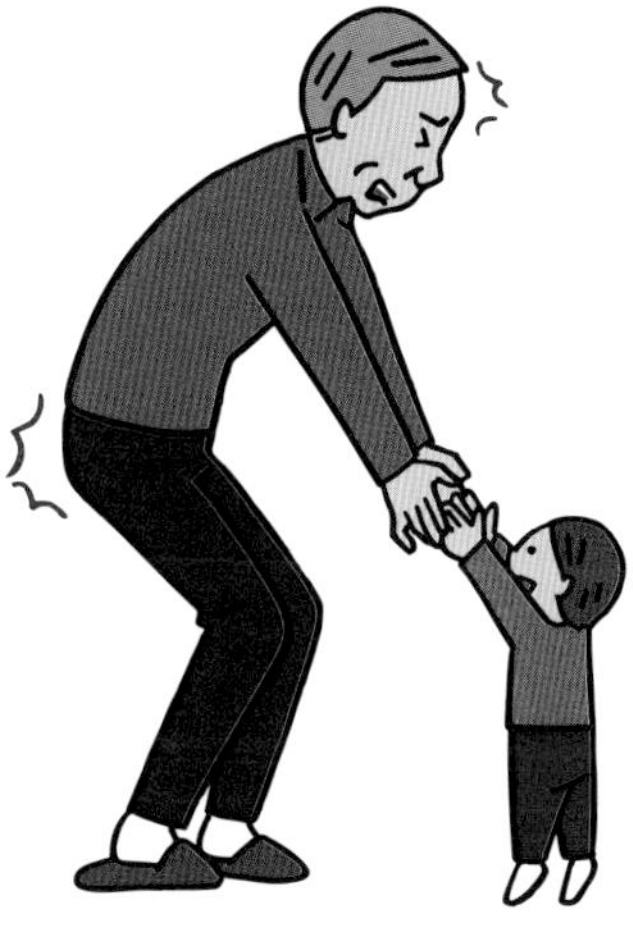

立ったり、長時間座ったり、歩くと痛みが強くなる。腰を曲げるときも痛みがある

仙腸関節障害はどんな病気なのか？

仙腸関節は硬い関節なので、可動域は3～5㎜程度、ほんの少ししか動きません。この仙腸関節のわずかな動きが、背骨（脊柱）のバランスをとったり、衝撃を吸収する役割を果たしています。

仙腸関節は上半身の重みを支えているため、大きな負担がかかる関節です。そのため、ちょっとしたことでズレが生じ、関節としての働きが悪くなることがあります。そして、関節機能の低下によって、周辺の筋肉や骨、神経などへの負担が増すと、下肢に痛みやしびれが出てくることがあります。これが仙腸関節障害です。

仙腸関節障害は、中殿皮神経障害と症状が似ていて、座ったときに痛みが出やすくなります。また約半数はそけい部痛をともなうといわれており、**背もたれのないイスに座ると痛みが生じやすいともいわれています。**

上半身の重みがかかる仙腸関節

→仙腸関節障害の治療法は
94ページへ

**丸イスに座ると
痛みが出やすい**

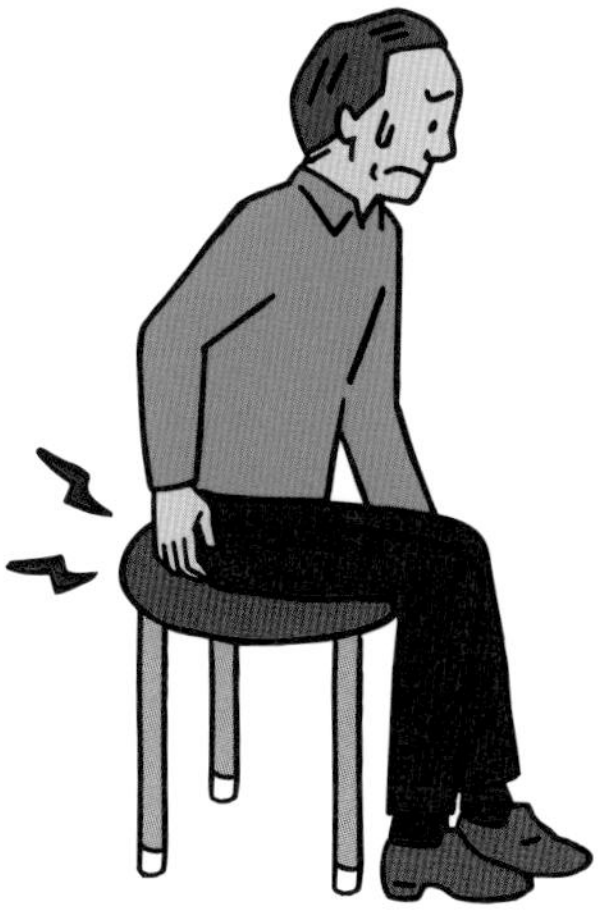

仙腸関節障害は、中殿皮神経障害（44ページ）と症状が似ているが、約半数でそけい部痛をともなうといわれる。また背もたれのないイスに座ると痛みが生じやすい

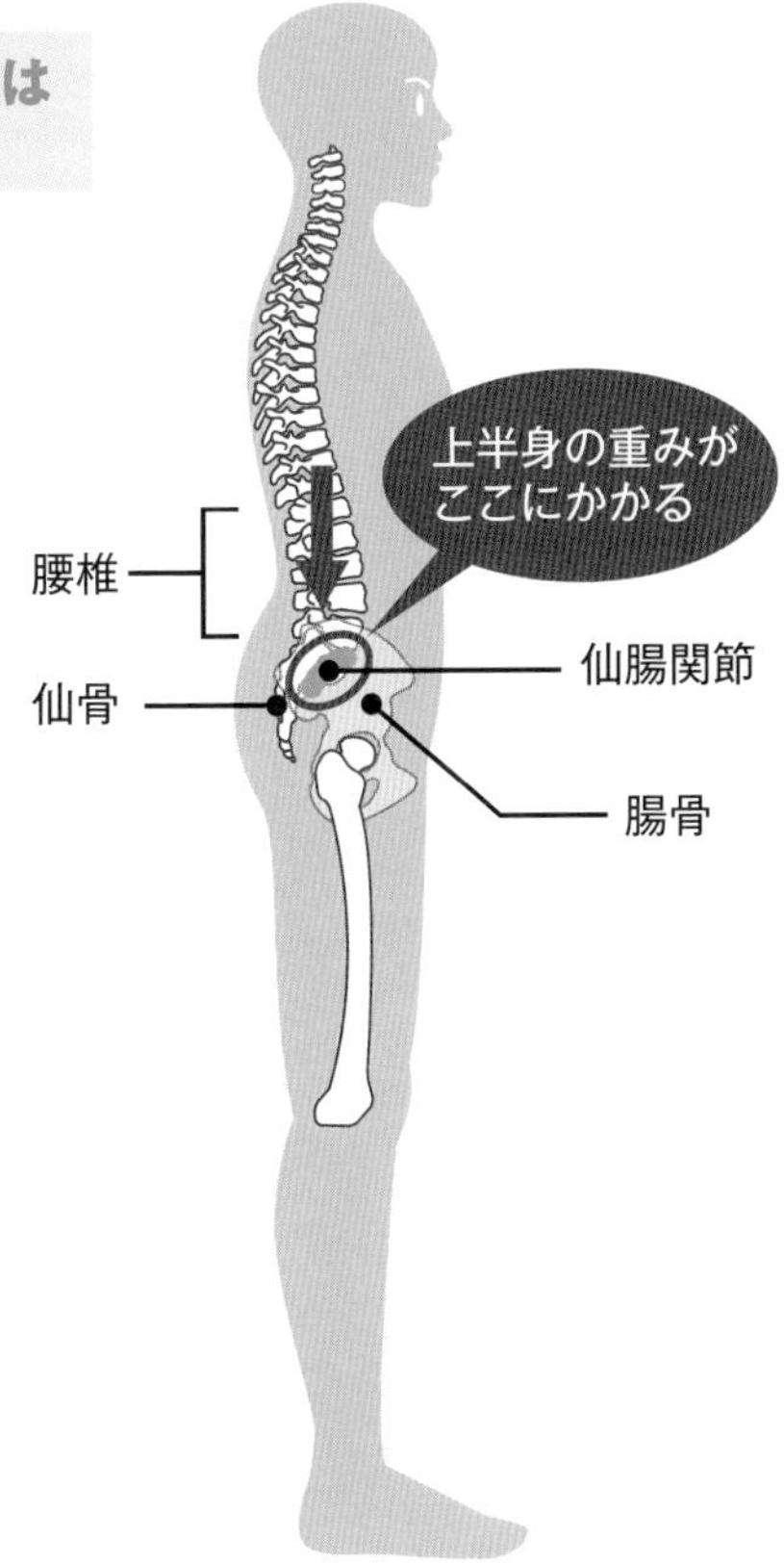

脊椎の1番下にある仙骨と腸骨（骨盤）をつないでいる関節。3～5㎜程度しか動かないが、背骨（脊椎）のバランスをとったり、衝撃を吸収したりする大事な働きがある。上半身の重みがこの関節にかかるため負担が大きく、わずかなズレが生じて働きが悪くなることがある。仙腸関節の働きが悪くなることで腰や下肢に痛みやしびれが出るのが仙腸関節障害

番外編① 外側大腿皮神経障害の解説と治療法

これまで解説したのは坐骨神経痛のような痛み、しびれの症状を起こす病気でした。**しかし、それ以外にも下肢の痛みやしびれを起こす病気があります。**ここからはそれらの病気の解説と治療法を番外編として紹介します。

坐骨神経痛は太ももの裏側に症状が出ますが、外側大腿皮神経障害は太ももの前や外側に痛みやしびれが出ます。外側大腿皮神経は、前上腸骨棘（骨盤の前外側にあるでっぱった骨）のすぐ下から、太ももの前と外側の皮膚へ向かう末梢神経です。この神経がつぶされると、太ももの前のほうにに痛みが出てきます。

外側大腿皮神経障害の治療法は、きついガードルなど原因がわかる場合は、それを避けて、ビタミン剤などを服用して経過をみます。神経根ブロック（80ページ）を行うこともあります。それでも改善しない場合は、局所麻酔下による手術を行います。

太ももにある外側大腿皮神経

胸を張ると痛みが強くなる

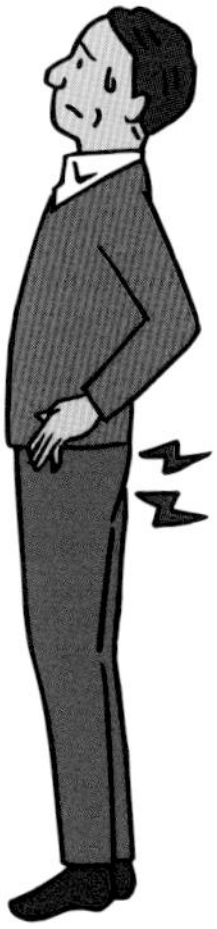

胸を張って立ったり歩いたりすると痛みが強くなる。きつめのガードルをはくと痛くなることも

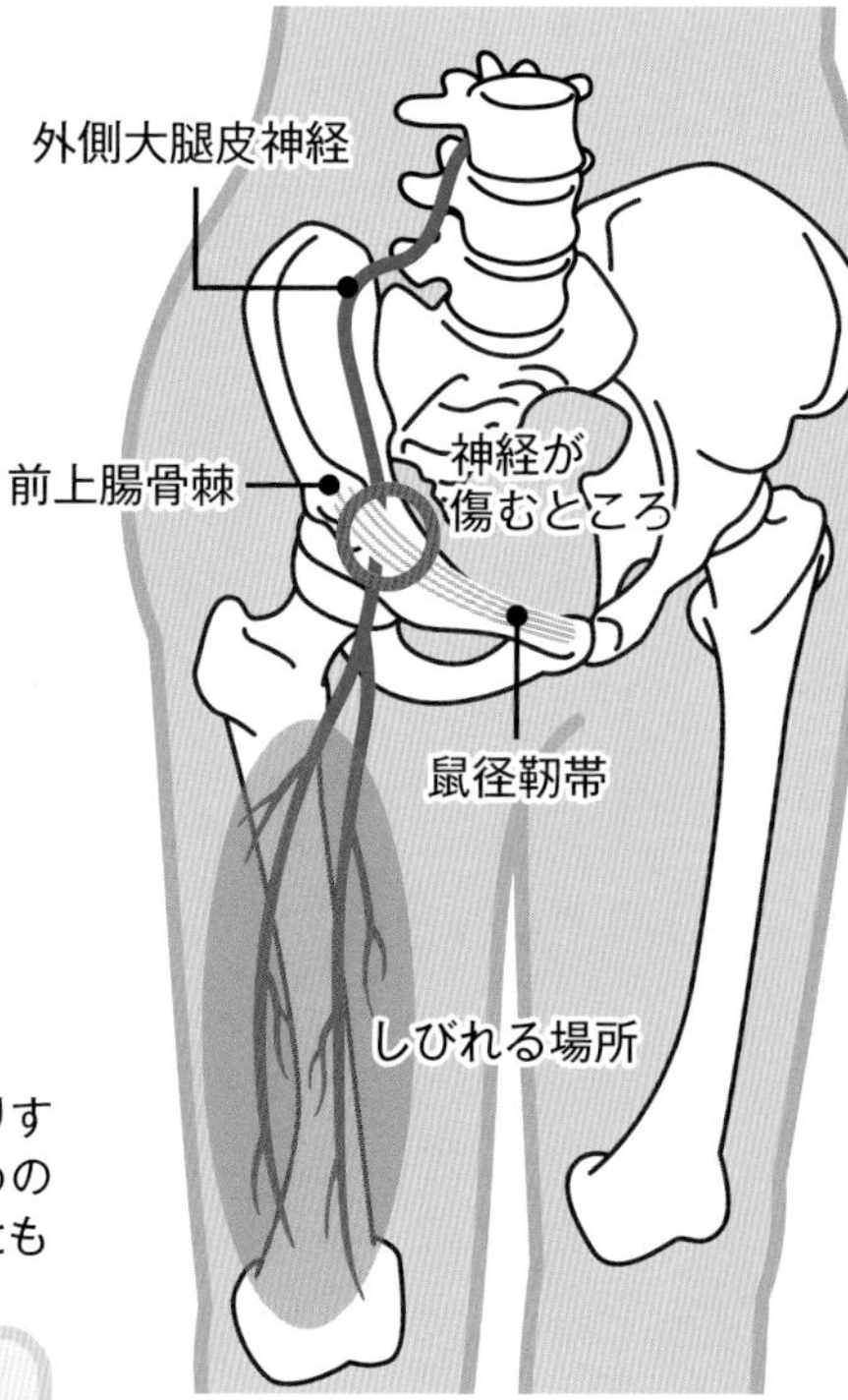

外側大腿皮神経は、上前腸骨棘（骨盤の前外側にあるでっぱった骨）の少し内側から、太ももの前と外側の皮膚へ向かって走っている神経。この神経がつぶされて、太ももの前や外側に痛みが出るのが外側大腿皮神経障害

＊井須豊彦、金景成編著『触れてわかる腰痛診療』（中外医学社）より一部改変

外側大腿皮神経の治療

きついガードルなど原因がわかる場合は、それを避けて、ビタミン剤などを服用して経過をみる。症状が強い場合は、神経根ブロック（80ページ）が効果的。それでも改善しない場合は、局所麻酔下の手術を行うこともある

番外編② 腓骨神経障害の解説と治療法

腓骨神経障害はすねの外側から足の甲にかけて痛みやしびれが出る病気です。

腓骨神経は、腓骨骨頭（ひざのすぐ下の外側の小さな骨の出っ張り）を、外側から下側へまわりこむように延びています。この神経がつぶされると、すねの外側や足の甲に症状が出ます。

足を組んだり、きついストッキングをはくと、痛みが出ることがあります。しかし、原因がよくわからないことも珍しくありません。

腓骨神経障害の治療法は、足を組むクセがある、きついストッキングをはく習慣があるなど、原因がはっきりしている場合は、それを避けて、ビタミン剤などを服用して経過をみます。また症状が強い場合には、局所麻酔下で手術を行うこともあります。

すねにある腓骨神経

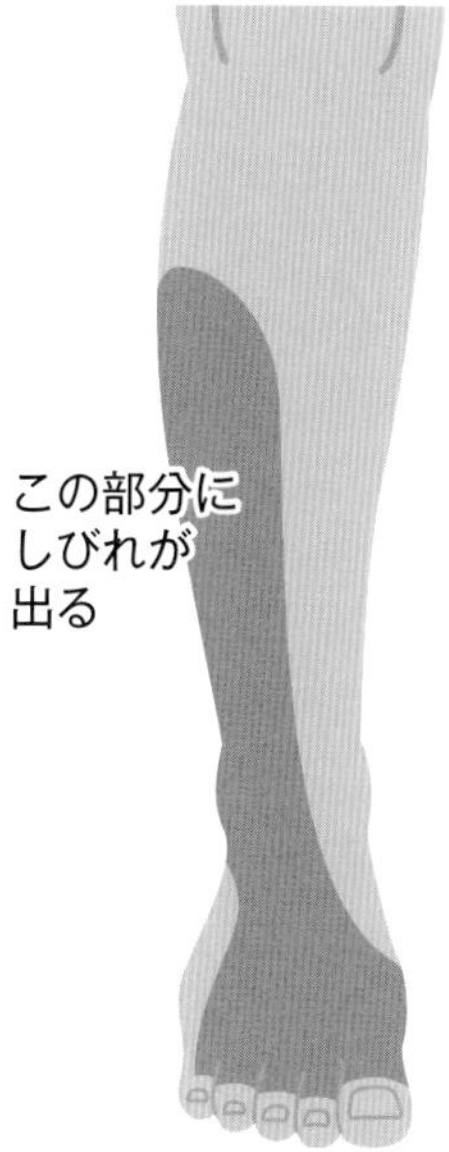

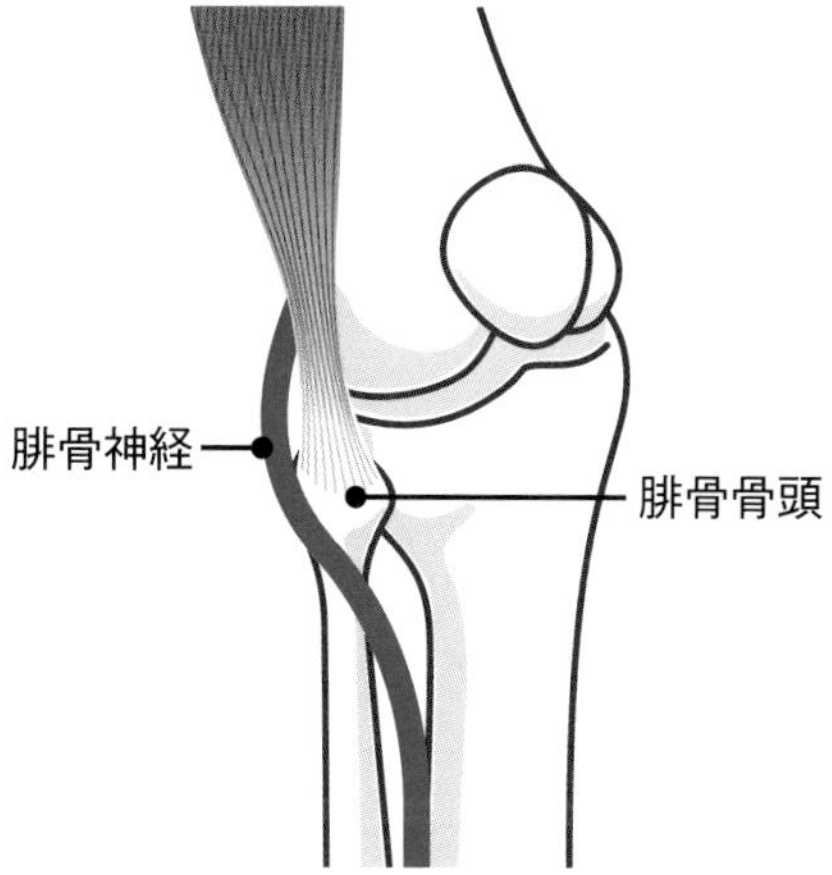

＊井須豊彦、金景成編著『超入門　手術で治すしびれと痛み』（メディカ出版）より一部改変

右上の図は、右ひざを斜め後ろから見た図。腓骨骨頭（ひざのすぐ下の外側の小さな骨の出っ張り）を、外側から下側へまわりこむように走っているのが腓骨神経。この神経がつぶされて、すねの外側から足の甲にかけてしびれや痛みが起こるのが腓骨神経障害

腓骨神経障害の治療

足を組む、きついストッキングなど、原因がはっきりしている場合は、それを避けて、ビタミン剤などを服用して経過をみる。症状が強い場合には、局所麻酔下で手術を行うこともある

足を組むと痛みが出ることも

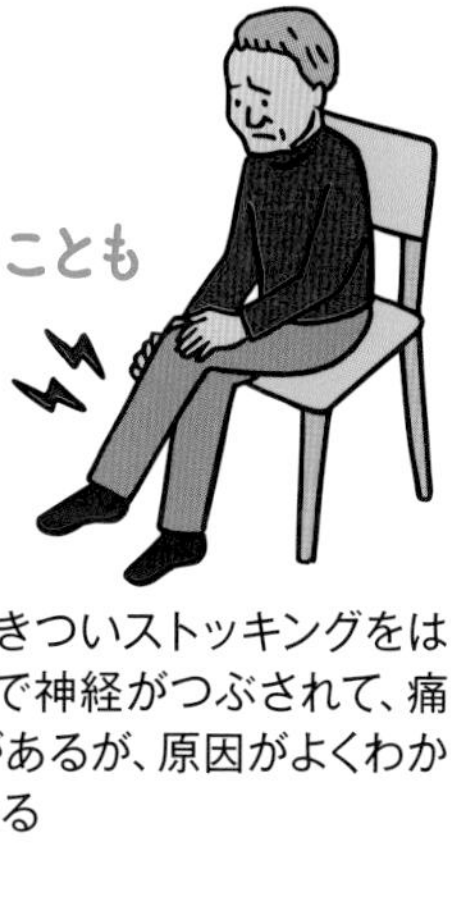

足を組んだり、きついストッキングをはくと、この部分で神経がつぶされて、痛みが出ることがあるが、原因がよくわからないこともある

番外編③　足根管症候群の解説と治療法

足の裏に向かう神経が通る足首の内くるぶしの部分は、「足根管」と呼ばれる狭いトンネルになっています。このトンネルには、神経と動脈、静脈が一緒に走っているため、神経が傷みやすく、足の裏がしびれて痛くなります。これが足根管症候群です。足にだけ症状が出る病気ですが、かかと以外の足の裏から足の指にかけて、しびれるような症状があるため、坐骨神経痛だと訴える患者さんが少なくありません。また、足をつくと、ものが付着しているような感じや、砂利の上を歩いているように感じる患者さんもいます。また約半数の患者さんは、患部の冷えをともないます。

足根管症候群の治療は、症状を起こす生活習慣などがはっきりしている場合は、それを避けて、ビタミン剤などを服用して経過をみます。症状が強い場合には、局所麻酔下で手術を行うこともあります。

足根管を通る神経が傷む

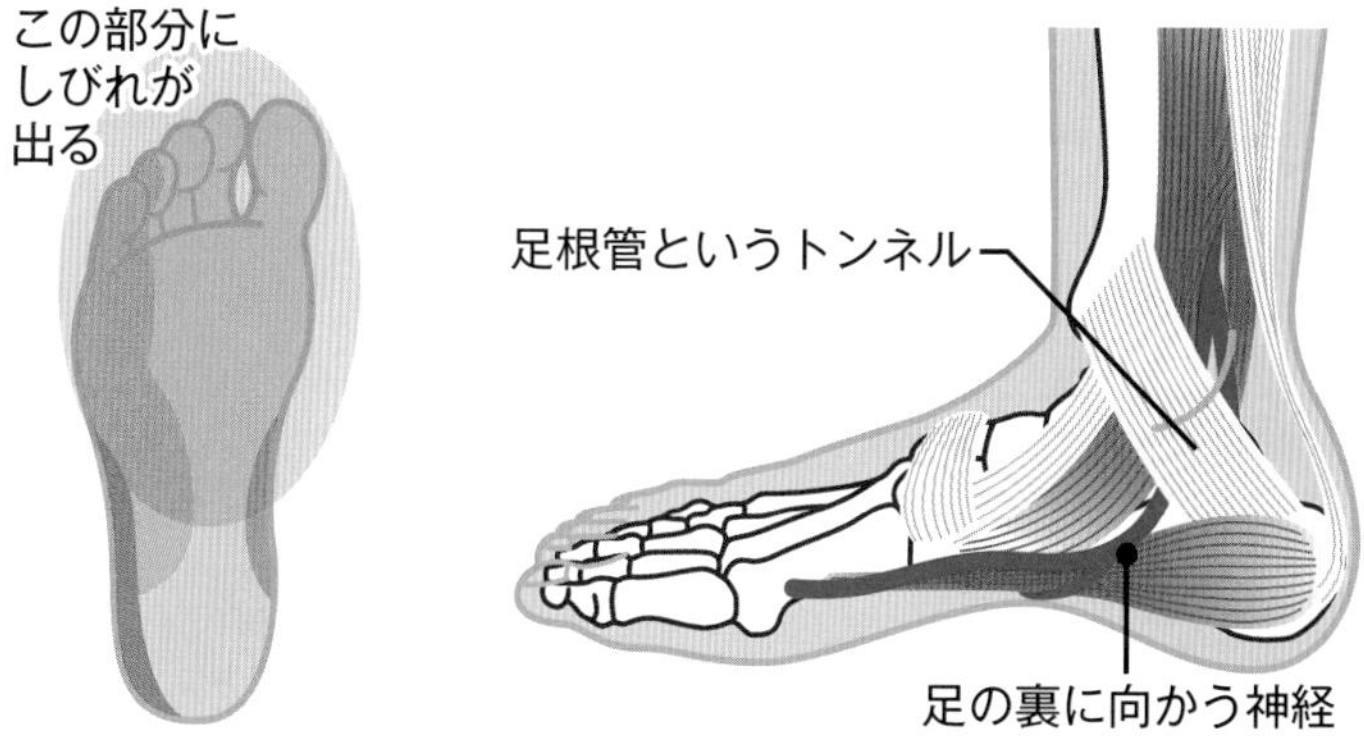

足の裏に向かう神経は、足首の内くるぶしの下を通って、足の裏から足の指へと向かう。この内くるぶしの部分は、足根管と呼ばれる狭いトンネルになっている。このトンネルには、神経と動脈、静脈が一緒に走っているため、神経が傷みやすく、足の裏がしびれて痛くなる

＊井須豊彦、金景成編著『超入門　手術で治すしびれと痛み』（メディカ出版）より一部改変

足の裏がしびれる

足根管症候群の治療

神経を圧迫している生活習慣などがはっきりしている場合は、それを避けて、ビタミン剤などを服用して経過をみる。症状が強い場合には、局所麻酔下で手術を行うこともある

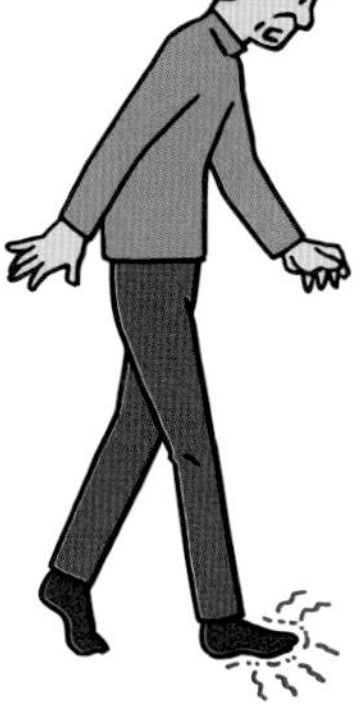

かかと以外の足の裏から足の指にかけて、しびれて痛くなる。足をつくと、ものが付着しているような感じや、砂利の上を歩いているように感じることがある。また約半数に、患部の冷えをともなう

コラム

足裏がしびれると患者さんが訴えたら?

井須豊彦

足裏の病気には、水虫、魚の目、巻き爪、外反母趾《がいはんぼうし》、足底筋膜炎《そくていきんまくえん》、潰瘍《かいよう》、壊疽《えそ》などさまざまありますが、フットケア外来の普及により、足の病気が注目されるようになってきました。しかし、足底がしびれたり、足底に「ものが付いた感じ」や「餅がへばりついた感じ」を訴える足根管症候群はあまり知られていません。

通常、「足裏がしびれる」と訴える患者さんが整形外科などの外来を受診しても、「糖尿病が原因」とか、「腰椎疾患の症状」とか、「年のせい」といわれ、しびれの薬が処方されるのが現状ではないでしょうか。私も以前はそのように対応していたのかもしれません。

しかし、足根管症候群を積極的に診断、治療してみて、足根管症候群は意外に多い疾患(とくに60歳以降)であることがわかりました。ただ、MRIやCTなどの画像や神経伝導検査では診断が難しく、しびれ、痛み、ものが付いた感じ、冷感、ほてりなどの臨床症状が診断の手助けとなります。また比較的負担が軽い手術(手術用顕微鏡を用いて行う局所麻酔下での後脛骨神経剥離《こうけいこつしんけいはくり》手術)で、症状は改善します。

足根管症候群の治療を始めるようになって、私は「頭のてっぺんから足先までの神経の病気を外科的に治す」ことができる正統派の脳神経外科医になることができました。

足根管症候群の診断や治療することは脳神経外科医にとっては決して難しいことではありませんが、画像診断や腰椎の手術にのみに興味がある外科医には難しいことかもしれません。患者さんが「足裏がしびれる」と訴えている場合は、足根管症候群を疑うことが大事なのです。

第2章

坐骨神経痛の検査と診断

痛みやしびれは様子を見る？　医者にかかる？

腰痛や下肢の痛み、しびれが気になるときは、すぐに病院などの医療機関に行ったほうがよいのでしょうか？

例えば、転んで激痛が出たときは骨折しているかもしれないので、病院に行くべきでしょう。**これに対し、がまんできる慢性の痛みであれば、少し様子を見てもかまいません。**その際、第1章のセルフチェックで、疑われる病気が見つかったときは、第4章の運動療法などを試してみて、症状が改善されるのであれば、特に病院に行く必要はありません。

また、急性の痛みでも、ぎっくり腰（急性腰痛）の場合は様子を見てからでも遅くはありません。急性腰痛から慢性腰痛に移行するのは5〜10％程度で、1週間以内に自然によくなるケースがほとんどです。しかし、1週間たっても痛みが改善しなかったり、逆に痛みが強くなるときは受診しましょう。

痛み・しびれは慢性か急性か?

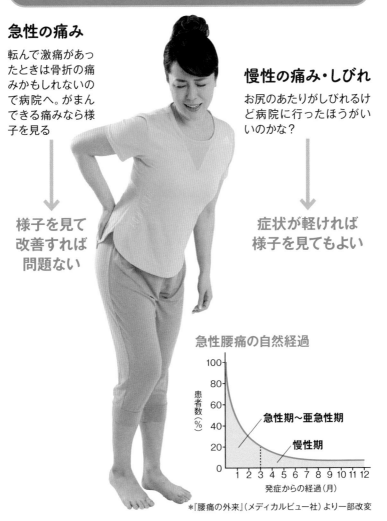

急性の痛み

転んで激痛があったときは骨折の痛みかもしれないので病院へ。がまんできる痛みなら様子を見る

↓

様子を見て改善すれば問題ない

慢性の痛み・しびれ

お尻のあたりがしびれるけど病院に行ったほうがいいのかな?

↓

症状が軽ければ様子を見てもよい

急性腰痛の自然経過

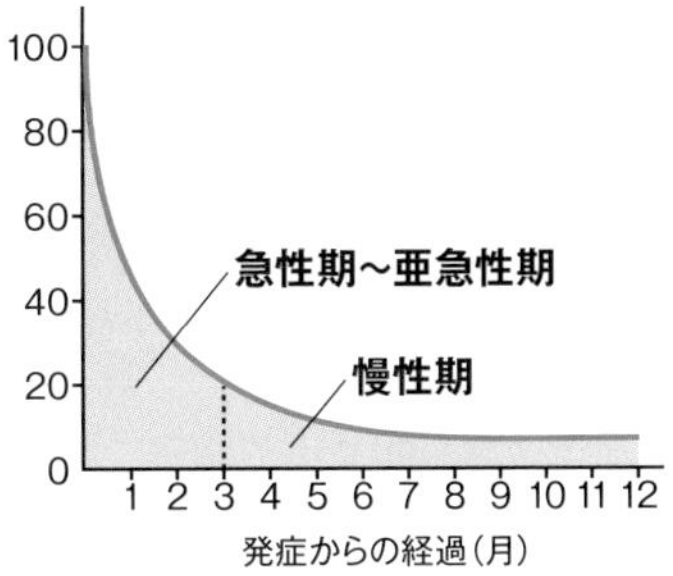

*『腰痛の外来』(メディカルビュー社)より一部改変

急性腰痛から慢性腰痛に移行するのは5~10%程度。ぎっくり腰と思われる痛みも、1週間以上痛みが軽くならない、あるいは痛みが強くなっているようであれば、病院に行ったほうがよい

どんなときに医者にかかったらよいのか？

急性腰痛が改善しない場合のほか、**安静にしていても痛いとか、患部に熱がある場合は、すぐに病院に行くべきです。**特に、腰痛の原因には、第1章で紹介した病気以外に、がんの転移や感染症、内臓や婦人科系の病気などが原因で起こることもあります。

また、骨《こつ》粗《そ》鬆症《しょうしょう》（60ページコラム参照）が進んでいると、転ばなくても骨折することがあります。閉経後の女性なら、急な痛みは骨折かもしれません。また、下肢のしびれは糖尿病の合併症による神経障害で起こることもあります、

がんや感染症、骨折などは画像を撮らないと原因を特定することができません。治療を急いだほうがよい病気もあるので、このようなケースでは病院に行くべきです。特に、がんの転移による痛みは、がんの治療をした人には起こる可能性があるので、腰などに痛みがあるときは早めに受診したほうがよいでしょう。

こんなときは病院に行くべき

- □転倒や落下などがきっかけで強い痛みが出てきた
- □じっとしている、安静にしているのに痛みがある
- □痛みだけでなく、患部が熱をもっている
- □食事や排便のときに痛みが強くなる
- □月経に関連して、強い痛みをくりかえす

痛みやしびれの原因はさまざまある

消化器系の病気

胃・十二指腸潰瘍や直腸の病気が原因で背中や腰に痛みが出ることがある

婦人科系の病気

子宮筋腫や子宮内膜症が原因で腰に痛みが出ることがある

血管の病気

解離性大動脈瘤《かいりせいだいどうみゃくりゅう》や大動脈塞栓《こうそく》などが激しい腰の痛みを起こすことがある。脚の動脈が詰まる閉塞性動脈硬化症では、しびれの症状が起こることも

糖尿病

合併症の神経障害が起こると、手や足にしびれが出ることがある。糖尿病の人は閉塞性動脈硬化症も起こしやすい

がんの転移

ほかの臓器にできたがん（悪性腫瘍）が、背骨に転移して強い痛みを出すことがある。以前、がんになって、治療した人は可能性がある

脊髄腫瘍

ほかの臓器のがん転移ではなく、もともと脊髄に発生した腫瘍。良性のものと悪性のもの（がん）がある

泌尿器系の病気

尿路感染症で腰に鈍痛が起こることがある。尿路結石では激痛が起こることもある

感染性脊椎炎

下のまとめを参照

高齢者や糖尿病でなりやすい感染性脊椎炎

感染性脊椎炎

- **結核性脊椎炎**　結核菌が脊椎に感染して起こる。発熱をともなうこともあるが、微熱程度のことが多い。放置すると、じわじわと骨の破壊が進む
- **化膿性脊椎炎**　黄色ブドウ球菌や大腸菌など、結核菌以外の病原体の感染で起こる。激しい腰痛があり、安静時も痛い。高熱を発することもあるが、微熱の場合も

高齢者や糖尿病の人は、免疫力が低下しているので、若い健康な人なら悪さをしないような病原体が脊椎に感染して、炎症性の病気を起こすことがある

コラム

「いつのまにか骨折」を予防するには？

金　景成

最近「いつのまにか骨折」という言葉を耳にします。転んでいないのに骨が折れていたり、折れたことさえわからない、などの骨粗鬆症による骨折の怖さを表した言葉です。

骨粗鬆症とは、年齢とともに骨が脆《もろ》くなってしまうこと。その結果、尻もちをつく、ソファーに勢いよく座り込む、後ろへ振り返る、といった大したことのない動作で、背骨などが折れてしまうことがあります。

背骨が折れると、２～３カ月の治療が必要になり、ときには手術になることもあります。また、そもそも骨が脆いので、骨折が治っても、別の骨が折れてしまう危険も高くなります。考えただけでぞっとしますね。

そのためには予防が大切です。とくに女性は、カルシウムを若い頃から適切に摂取することをおすすめします（１日６５０mg以上が目安）。また、お酒の飲み過ぎや喫煙、糖尿病、甲状腺機能亢進症、45歳未満の早期閉経、両親が大腿骨やその近くの骨を折ったことがある方も注意が必要です。

気になる方は骨粗鬆症の検査をうけてみてはどうでしょうか。私たちは信頼性の高いデキサ法（微量なエックス線をあてて正確な骨密度を測定できる検査法）で評価しています。また、本人が気づかぬ間に背骨が折れていないかどうかも確認しています。

骨粗鬆症とわかったら治療が必要です。骨粗鬆症の程度や年齢、常用薬、血液検査の結果などから適切な薬を選びますが、大切なことは定期的に骨粗鬆症の状態を再評価し、必要に応じて薬を変更することです。

もちろん、骨を丈夫にするには、運動や日光浴が大切なことはいうまでもありません。いつまでも丈夫な骨で歩いて生活するためには、ちょっとした注意と気遣いが必要です。

カルシウム自己チェック表

		0点	0.5点	1点	2点	4点	点数
1	牛乳を毎日どのくらい飲みますか?	ほとんど飲まない	月1～2回	週1～2回	週3～4回	ほとんど毎日	
2	ヨーグルトをよく食べますか?	ほとんど食べない	週1～2回	週3～4回	ほとんど毎日	ほとんど毎日	
3	チーズ等の乳製品やスイムミルクをよく食べますか?	ほとんど食べない	週1～2回	週3～4回	ほとんど毎日	2種類以上毎日	
4	大豆、納豆など豆類をよく食べますか?	ほとんど食べない	週1～2回	週3～4回	ほとんど毎日	2種類以上毎日	
5	豆腐、がんも、厚揚げなど大豆製品をよく食べますか?	ほとんど食べない	週1～2回	週3～4回	ほとんど毎日	2種類以上毎日	
6	ほうれん草、小松菜、チンゲン菜などの青菜をよく食べますか?	ほとんど食べない	週1～2回	週3～4回	ほとんど毎日	2種類以上毎日	
7	海藻類をよく食べますか?	ほとんど食べない	週1～2回	週3～4回	ほとんど毎日		
8	シシャモ、丸干しいわしなど骨ごと食べられる魚を食べますか?	ほとんど食べない	月1～2回	週1～2回	週3～4回	ほとんど毎日	
9	しらす干し、干し海老など小魚類を食べますか?	ほとんど食べない	1日1～2食	週3～4回	ほとんど毎日	2種類以上毎日	
10	朝食、昼食、夕食と1日に3食を食べますか?				欠食が多い	きちんと3食	

合計点数	判定	コメント
20点以上	良い	1日に必要な800㎎以上とれています。このままバランスのとれた食事を続けましょう。
16～19点	少し足りない	1日に必要な800㎎に少し足りません。20点になるよう、もう少しカルシウムをとりましょう。
11～15点	足りない	1日に600㎎しかとれていません。このままでは骨がもろくなっていきます。あと5～10点増やして20点になるよう、毎日の食事を工夫しましょう。
8～10点	かなり足りない	必要な量の半分以下しかとれていません。カルシウムの多い食品を今の2倍とるようにしましょう。
0～7点	まったく足りない	カルシウムがほとんどとれていません。このままでは骨が折れやすくなって危険です。食事をきちんと見直しましょう。

*『骨粗鬆症の予防と治療ガイドライン2015年版』より

すぐに病院へ行ったほうがよい症状とは？

第1章で取り上げた腰椎椎間板ヘルニアや腰部脊柱管狭窄症が疑われる場合でも、すぐに治療しなければならないケースはあまりありません。ただ、慢性の腰痛や坐骨神経痛などの症状があり、かつ次の3つの症状がある場合は注意してください。

3つの症状とは、①両脚のしびれやまひ、②会陰部のほてりやしびれなどの違和感、③頻尿や残尿感、尿の出にくさなどの排尿障害。これらの症状がある場合はすぐに病院に行ったほうがよいでしょう。

明らかなまひ（下肢麻痺）や、閉尿（尿が出なくなる）の場合は緊急手術の適用になります。ただし、頻尿や尿が出にくいくらいであれば、緊急手術とまではいきません。また、会陰部の違和感は、これらの症状の前兆のこともありますが、これも緊急手術の適用にはなりません。しかし、まずは病院に行って詳しく調べてもらってください。

すぐに病院に行くべき3つ症状

両脚にしびれやまひがある

両脚にしびれがあるかどうかがポイント。また平地でも転びそうになる、階段の上り下りがうまくできない、といった症状の場合はまひの可能性があるので、すぐに病院に行ったほうがよい。明らかに下肢のまひがある場合は緊急手術の適用

頻尿や残尿感などがある

今までなかった頻尿や残尿感、尿の出にくさなどの症状が急にあらわれたときも、早めに病院に行く。尿がまったく出なくなる（閉尿）の症状が見られる場合は、緊急手術の適用

会陰部にしびれなどの症状がある

会陰部（女性は膣と肛門の間、男性は陰のうと肛門の間）にしびれやほてりなどの違和感があるときは、緊急手術の適用となる下肢のまひや閉尿の前兆ととらえられる。早めに病院に行ったほうがよい

すぐに病院に行くこと！

慢性の腰痛や坐骨神経痛などの症状があり、上の3つのいずれかの症状が出てきたときは、脳とつながっている馬尾神経（16～19ページ）が障害されている可能性があり、早く治療しなければならないケースもあるので、すぐに病院に行くようにしたい

坐骨神経痛は何科で診てもらうのか？

腰椎椎間板ヘルニアや腰部脊柱管狭窄症など、**腰椎の病気を診断し、治療するのは整形外科か、私たちのような脳神経外科です。どちらの科で診てもらってもかまいません。**

神経根ブロック（80ページ）などの痛みをとる治療は、痛みの治療を専門とするペインクリニックでも行われていますが、そこで治療する前に整形外科か脳神経外科で診断してもらう必要があります。

また、第1章で取り上げた梨状筋症候群、中殿筋障害、上殿皮・中殿皮神経障害、仙腸関節障害、番外編として取り上げた外側大腿皮神経障害、腓骨神経障害、足根管症候群を診るのも整形外科か脳神経外科です。ただし、これらの病気を診断し治療できる医療機関は限られているという現実があります。インターネットで検索したり、巻末（１５８ページ）のリストに載っている医療機関を参考にしてください。

コラム

脳神経外科の専門医と整形外科の専門医はどう違う？

金　景成

　すべての医師は２年間の初期研修を終えると、専門になりたい科を選び、後期研修をします（私は脳神経外科）。この後期研修で、科の病気や治療について一通り経験し、厳しい基準と難しい試験をパスすると、その科の専門医となります。その科の一人前の医師として認定されるわけです（私は日本脳神経外科学会の専門医）。

　より専門領域を極めようとすると、その領域の認定医をとることになります。さらに、その領域の指導医を目指す医師もいます。例えば私の場合、脊髄を含む背骨と末梢神経が専門なので、日本脊髄外科学会認定医かつ指導医です。これらを取得するためには「日本脳神経外科学会の専門医」を先に取得することが前提となっています。一方、整形外科医も同様のステップをたどり、背骨を専門とする指導医、つまり専門家になります。

　さて、ここで小さな問題が生じます。脳神経外科医は日本脊髄外科学会（日本脳神経外科学会関連の学会）、整形外科医は日本脊椎脊髄病学会（日本整形外科学会関連の学会）と、それぞれ微妙に異なる基準でそれぞれの認定医と指導医、つまり「背骨の専門家」を生み出しています。一般の方々にはわかりにくいかもしれませんね。

　しかし、いずれの学会も、専門家になるためにトレーニングしてきた証として、それぞれの認定医、指導医をもっているため、私は細かいところにこだわる必要はないと思っています。むしろ科の違いにこだわるのではなく、それぞれの医師の経験や知識、得意な分野に注目する方がよいと思います。

　ちなみに、最近は両学会が歩み寄り、合同で脊椎脊髄外科専門医を認定する試験を行っています。

正しく診断してもらうために必要なこと

腰痛や下肢の痛み、しびれで病院に行こうと思ったとき、事前に自分の症状をよく観察しておくことが大事です。「痛い」「しびれる」といった患者さんの訴えは、人によってあらわれ方が違います。ですから、患者さんはできるだけ症状を具体的に伝えられるように整理しておくとよいのです。**その際、医師の診断に役立つのが、痛みのあるところに印をつけておくことです。**第1章のセルフチェックのように、腰やお尻を押してみて、もっとも痛いところに印をつけておくことをおすすめします。

また、歩くときに痛いのか、座ったときに痛いのか、腰を曲げたときに痛いのか、など左ページのチェックリストを参考にまとめてみましょう。さらに、痛みがいつから出始めたのかなど、これまでの経過を医師に伝えることも大事です。これらの情報を箇条書きのメモにまとめておき、医師に見せるとよいでしょう。

医師にうまく症状を伝えるためには

①どこが痛いのかをチェック！

□腰（おへその後ろのあたり）だけ痛い

□腰からお尻にかけて痛い、しびれがある

□腰だけでなく、太ももの付け根や、太ももの後ろ側も痛む、しびれがある

②痛みの強さをチェック！

□急に激しい痛みが出てきた

□痛みが強くなったり、気にならなくなったりをくりかえす

□いつも同じくらい鈍い痛みがある

押すと痛いところがある

①②のチェックの際、押すと痛いところがあれば、そこにペンで印をつける。第1章のセルフチェックをあらかじめ行っておき、印をつけてから病院に行けば完璧

③どんなときに痛くなるかチェック！

□座ったりしゃがんだりすると痛くなる

□同じ姿勢をずっと続けていると痛くなる

□イスなどから立ち上がるときや、歩き始めに痛みが出てつらい

□歩くと腰から脚にかけて痛みやしびれが出る

□安静にしているときも痛い

□腰を曲げたときに痛みが出る

□痛くて寝返りするのもつらい

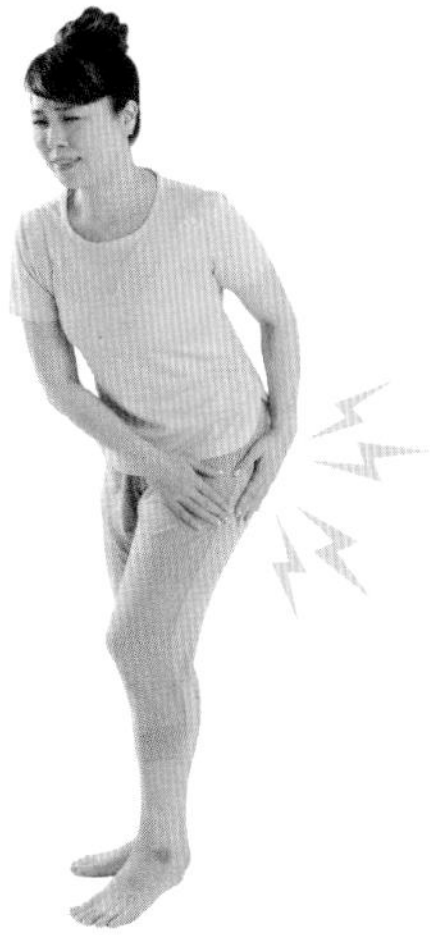

病院ではどんな診察・検査が行われるのか？

腰痛や下肢の痛み・しびれは画像検査をすればわかるというものではありません。問診や触診、視診などの画像検査以外の診察から得られる情報がとても重要です。問診に関しては、前のページのように、事前に医師に伝えるべき情報をメモにしておけば、スムーズに進みます。また、触診も患者さんが事前に痛いところに印をつけておけば、医師も診察しやすくなります。

問診、触診、視診を終えたら、レントゲンやＣＴ、ＭＲＩなどの画像検査へと進みます。これらの検査で、腰椎に問題があるかどうかがわかります。ただし、椎間板ヘルニアや脊柱管狭窄があっても、それが症状を起こしている原因とは限りません。**画像検査以外の情報を医師にわかってもらうためにも、自分の症状を医師にていねいに伝えることが大切なのです。**

病院ではどんな診察・検査が行われるのか?

視診

患者さんの姿勢や歩き方、痛みやしびれのある部位の状態を見る。また、表情や話し方などから患者さんの心理状態を推察することも

触診

医師が患者さんの体に触れ、患部を押したり、動かしたりしながら、どんなときに症状が出るかを確認する

問診

現在の症状やこれまでの経過、生活の状況などを患者さんが医師に伝えたり、医師の質問に患者さんが答える。あらかじめ質問事項が書かれた問診票に記入する場合もある。69ページでチェックした項目をまとめたメモを用意しておけば問診がスムーズになる

画像検査

通常はエックス線（レントゲン）検査で骨（脊椎）の状態を確認。椎間板や神経、脊髄などの状態を詳しく見るため、CT検査やMRI検査を行うこともある

血液検査
などを追加することも

内科的な原因などが疑われるときは、血液検査などが追加されることもある。その際、内臓などの異常が疑われるときは内科や産婦人科、うつ病など心因的な原因が疑われるときは精神神経科などを紹介されることも

診断

問診、視診、触診と画像検査のデータをもとに総合的に判断して、診断を下す

画像検査で何がわかるのか？

レントゲン、ＣＴ、ＭＲＩなどの画像検査は、腰椎の問題を診断する際、大きな役割を果たしています。しかし、加齢による椎間板や腰椎の変形は誰にでも起こるものです。画像上にみられるヘルニアや腰椎の変形などが、実際には痛みやしびれの症状を引き起こしていないことも珍しくありません。

一方、上殿皮神経や中殿皮神経のような細い末梢神経の状態は、画像では見ることができません。こららの神経が痛みやしびれを引き起こしているかどうかは画像検査ではわからないのです。

このように、画像検査は正しく診断するための判断材料の１つにすぎません。画像にみられる神経などの状態と、痛みやしびれの出方などを総合的に診なければ、痛みやしびれの本当の原因を見つけることはできないのです。

画像診断の種類と特徴

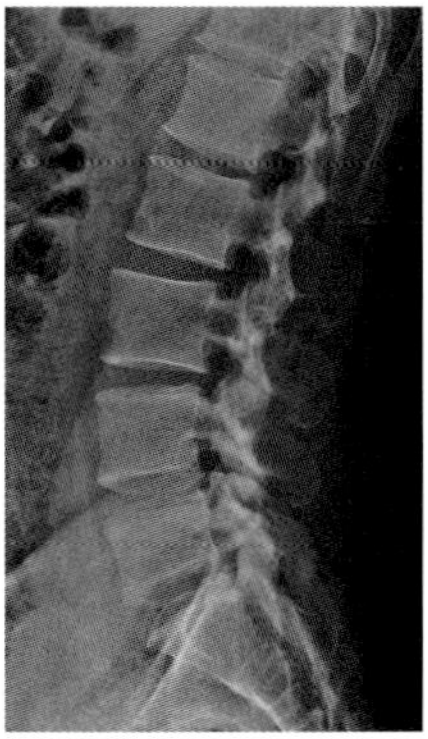

レントゲン
（エックス線撮影）

エックス線を体に照射する画像検査。骨の変形や骨折、腰椎へのがんの転移、感染症などがわかる。ただし、椎間板や神経は映らないため、椎間板ヘルニアなどの状態はわからない

MRI
（核磁気共鳴画像法）

磁石による強い磁場と電波を用いた画像検査。骨だけでなく、椎間板や神経、さらに造影剤を使わずに血管の画像も得られる。診断に必要な断面を縦、横、斜めなど自由に画像化できるが、レントゲンやCTに比べて撮影時間が長く、体内に金属（ペースメーカーなど）が入っている人は検査できない

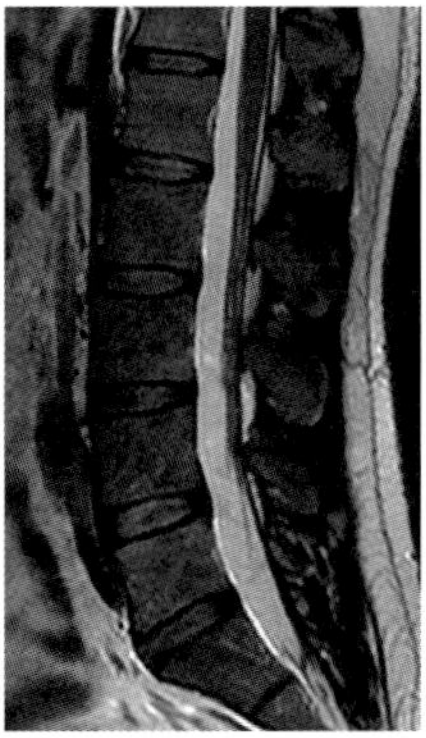

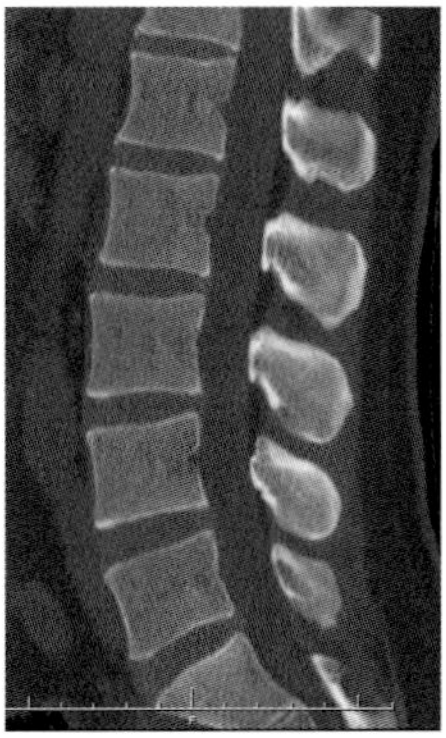

CT
（コンピュータ断層撮影）

エックス線を照射しながら体を一周してデータを読み取り、コンピュータ処理することで、人体を輪切りにしたような断面画像や、立体的な画像を得る撮影法。MRIより撮影時間が短く、比較的簡単に断層画像が得られる

※画像協力：ラーバンクリニック、成合倫典氏

コラム

画像重視の診察には落とし穴がある？

井須豊彦

四十数年前、当時、脳卒中治療で有名であった秋田県立脳血管研究センターで研修中、脳出血の患者さんの脳ＣＴ画像を初めて見た時の感動は今でも忘れられません。その後、ＣＴやＭＲＩなどの画像診断は飛躍的に進歩しました。しかし私は、以下の症例を経験したことから、画像中心の診断、治療に疑問を感じています。

[症例1]50歳代の男性患者さんが他院で腰部脊柱管狭窄症と診断され、「簡単な手術なので直ちに手術をしたほうがよい」とすすめられました。私は腰痛の程度が軽かったため、手術適応がないとお話したのですが、「画像で診断されたのにどうして手術をしてくれないのか？」と納得してもらえませんでした。

[症例2]60歳代の女性が腰を曲げ、辛そうにして診察室に入ってきました。他院で腰椎手術を受けたが、手術は完璧だったのに痛みを訴えるので、心を病んでいるといわれ、精神科を紹介されたというのです。

患者さんの臀部を押してみたところ、激痛がみられ腰をのけぞりました。上殿皮神経障害と診断しブロック注射を行ったところ、あれほど辛かった腰痛は劇的に消失し、患者さんは涙を流して喜びました。

医師も患者さんも、画像第一主義から脱出する必要があります。腰痛の診療は、腰臀部を触れて押す、という昔ながらの診察が非常に大切です。脳神経外科研修中に北海道大学脳神経外科初代教授・故都《つ》留《る》美《み》都《と》雄《お》先生から患者さんの触診が大事であると教わりましたが、画像診断に没頭していたときには、教授の意図がわかりませんでした。

最近、教授のいわんとしていたことがわかってきました。ようやく、初代教授の弟子の1人になれたと思っています。

第3章

坐骨神経痛の最新治療法

坐骨神経痛は手術しない治療が基本

坐骨神経痛や腰痛で病院に行くと、外科手術をすすめられるのではないかと心配している患者さんが多いようです。患者さんのほうも、腰椎椎間板ヘルニアや腰部脊柱管狭窄症と診断されると、「手術しか治療法がない」と思いがちです。

しかし、どんなしつこい痛みでも、「手術しか治療法がない」という症例はそれほど多くありません。**脳神経外科や整形外科などの「外科」といえども、まずは体に負担の少ない「保存療法」で様子をみるのが基本です。**坐骨神経痛や腰痛の保存療法を左ページにまとめました。

外科手術は保存療法で症状が改善しないときにのみ検討されます。ところが、保存療法を十分に行わないまま、外科手術を優先的にすすめる傾向も、一部の医師にはみられます。治療方針に対する疑問がある場合は、別の専門医に意見を聞いてみるのもよいでしょう。

手術しない治療法はいろいろある

外科手術以外の治療法の総称が「保存療法」で、さまざまな治療法があります。坐骨神経痛や腰痛の治療は、まず保存療法から始めるのが基本です。

薬で治療する（薬物療法）	薬による治療法。飲み止め（消炎鎮痛薬）を始め、痛みを引き起こしている神経の興奮を抑える薬など、さまざまなタイプが用いられる。飲み薬のほか、貼り薬もある
注射で治療する（ブロック療法）	体の深部に針を刺し入れる神経根ブロックや硬膜外ブロックのような、高度な技術が必要なものから、比較的安全性が高い上殿皮神経ブロックや梨状筋ブロックまで、さまざまなタイプがある
コルセットや骨盤ゴムベルト（装具療法）	装具を使って姿勢を安定させることで、骨や関節への負担を減らす治療法。痛みのないときまで装着すると、症状を悪化させることがあるので、使用に際しては、医師の指示に従う
その他の保存療法	体を引っ張って神経への刺激をやわらげる「牽《けん》引《いん》療法」、患部を温めて血行を改善する「温熱療法」、患部に弱い「電気刺激」を与える「電気療法」などの治療法が行われている
鍼灸《しんきゅう》治療	東洋医学の代表的な治療法の1つで、「ツボ」と呼ばれるポイントに鍼《はり》を刺したり、お灸をして治療する。西洋医学だけでは十分に対応できない痛みに対して、効果を発揮することがある
心理療法	痛みの感じ方は心の状態に大きく左右されることから、心理面に働きかけて痛みを軽減する治療法。痛みについて学び、行動を変えていく「認知行動療法」は精神科などとの連携が必要
運動療法	ストレッチ運動は、硬くなった筋肉をほぐして神経の圧迫を改善する効果がある。筋トレは腰椎の筋肉を安定させて、姿勢をよくすることで、痛みやしびれを軽減する効果が期待できる

飲み薬だけで、痛みやしびれは消えるのか？

下肢の痛みやしびれに対する保存療法で、まず検討されるのが飲み薬による治療です。もっとも多く使われるのが痛み止めの薬（非ステロイド性消炎鎮痛薬）で、急性の痛みなどは、このタイプの薬を使って症状をやわらげることをまず考えます。ただし、消炎鎮痛剤の中には、胃腸障害を起こしやすい薬もあるので、副作用の出方をみながら使います。

一方、慢性化しやすい神経障害による痛みやしびれは、消炎鎮痛薬では抑えにくいのが実情です。そこで痛み止め以外のさまざまな治療薬を用いて痛みの緩和をはかります。近年は、神経の興奮を抑える薬がよく使われるようになっています。

人間の体には「下行性疼痛抑制系」と呼ばれる痛みを抑える信号が、脳からつねに出ています。しかし、痛みが慢性化すると下行性疼痛抑制系が効かなくなり、痛みが強くなっていきます。この下行性疼痛抑制系を回復させることでも、症状の緩和が期待できます。

下肢の痛みやしびれに用いられるおもな薬

抗うつ薬

ストレスが強いと、脳の痛みの伝わり方を抑制する「下行疼痛系」の働きが低下する。抗うつ剤の中には下行疼痛系の働きを強めるものもあり、下肢の痛みやしびれをやわらげる作用が期待される

商品名 サインバルタ、ノリトレイン、トリプタノール、トフラニールなど

抗不安薬

痛みやしびれによるストレスをやわらげることで、症状を抑える効果が期待される。効果が現れるまで時間がかかる。ただし、眠気やふらつきなどの副作用の問題がある

商品名 セディールなど

ビタミンB_{12}製剤

ビタミンB_{12}は傷ついた末梢神経を修復する作用があるといわれているため、痛みやしびれの治療に「ビタミンB_{12}製剤」が用いられることがある

漢方薬

漢方薬は東洋医学の理論にもとづく生薬（薬効のある植物や動物、鉱物など）を組み合わせた薬で、脊柱管狭窄症に用いられるものがいくつかある

商品名 八味地黄丸、牛車腎気丸など

麻薬性鎮痛薬

強い鎮痛作用のある薬の1つで、坐骨神経痛のような神経障害による痛みへの効果も知られている。ただし、吐き気や便秘などの副作用が起こりやすいため、服用には注意が必要である

商品名 トラムセット、ツートラム、トラマールなど

痛みや炎症を抑える薬

いわゆる「痛み止め」と呼ばれる薬で、「非ステロイド性消炎鎮痛薬」(NSAIDs)と総称される。よく用いられるが、副作用として胃の痛みや嘔吐、下痢などの胃腸障害が起こりやすい薬もある

商品名 ロキソニン、ボルタレン、セレコックスなど

筋肉の緊張をとる薬

痛みの原因の1つに筋肉の緊張によるものがある。脳から筋肉への筋肉緊張の伝達を抑えて、筋・筋膜性の痛み（筋膜は筋肉を包んでいる膜）を改善する「筋弛緩薬」と呼ばれるタイプの薬

商品名 ミオナール、アロフトなど

神経の興奮を抑える薬

痛みやしびれの原因の1つに神経の興奮がある。「カルシウムチャネル阻害薬」は神経興奮のシグナルとなるカルシウムイオンが末梢神経に流入するのを抑えることで痛みやしびれを鎮める

商品名 リリカ、タリージェなど

痛覚の過敏を抑える薬

末梢の血流改善や、痛みや炎症に関わる物質の働きを抑える「ワクシニアウイルス接種家兎炎症皮膚抽出液」を主成分とする薬。作用機序がはっきりしていないが、痛覚過敏を抑える効果が認められている

商品名 ノイトロピンなど

末梢血管の血流を改善する薬

プロスタグランジン製剤。炎症物質であるプロスタグランジンには、末梢血管を拡張させて血行を改善する働きもあるため、馬尾神経や神経根への血流を増やして、痛みやしびれを抑えると考えられている

商品名 プロレナール、オパルモン

貼り薬にはどのくらい効果があるのか?

痛みの治療薬には、飲み薬のほか、貼り薬（貼付薬）や塗り薬などもあります。いずれも、消炎鎮痛薬の一種で、剤型は違いますが基本的な薬理作用は同じです。ですから、痛み止めの飲み薬と同じように、使用する目的は急性の痛みをやわらげることです。そのため、一時的に強くなった痛みを抑えて、つらい時期を乗り切るには有効ですが、慢性化した痛みに対して、漫然と使い続けても効果はあまり期待できません。

一方、貼り薬には市販薬も豊富なため、病院に行く前に利用される患者さんが多いようです。貼り薬には冷湿布と温湿布がありますが、いずれも清涼感や温感をもたらす成分が塗ってあるだけで、実際に体を冷したり、温めたりする作用はありません。処方薬でも「温湿布をください」という患者さんがいますが、温める作用は期待できません。**温めて血流を改善して治したいなら、物理的に温めましょう**（154ページ参照）。

コラム

日本で開発された「しびれ」の治療薬

金　景成

しびれはつらい症状で、痛みをともなうこともあります。このような痛みを「神経障害性疼痛」といいます。普通の痛み止めの薬が効きづらく治療が難しいため、「神経障害性疼痛のガイドライン」というものがあり、治療する際の参考になります。ただし、ガイドラインというものは、今までの患者さんに使用した経験を背景に作られるため、新しい薬は含まれづらいという欠点があります。

２０１９年４月にタリージェ（商品名）という薬が世界に先駆け、日本での使用が開始されました。これはしびれや痛み治療におけるメイド・イン・ジャパンのルーキーのような薬で、しびれや痛みを神経のレベルで抑える効果があります。今までもこうした薬がいくつかありましたが、眠気やめまいなどの副作用が出る可能性がつきものでした。

しかし日本で作られたこの薬は、今までのものと比べて、このような副作用が少なく、効果が強いことが期待されています。新しい薬のため、まだガイドラインには書かれていませんが、私たちもいち早くこの薬を使い始め、いい感触をもっています。

新しい薬ではありませんが、他にもメイド・イン・ジャパンのノイロトロピン（商品名）という薬もあります。これは飲み薬としては速攻性に乏しい印象がありますが、副作用が少なく、痛みを徐々にやわらげる効果があるものと考えています。ノイロトロピンはすでにガイドラインにも記載されており、特に高齢者が多い日本では使いやすい薬の1つとして重宝しています。

なお、これらの薬は医師の診察により発行される処方箋がないと購入できません。服用に際して注意が必要なこともあるので、必ず医師の指導のもと服用を検討してください。

引用：Kim K, Isu T, Kokubo R, et al. Therapeutic Effect of Mirogabalin on Peripheral Neuropathic Pain due to Lumbar Spine Disease. Asian Spine J, 2020

ブロック療法は注射による治療法

薬による治療を続けても、痛みやしびれが思ったほど改善しない場合に、よく行われている治療法が「ブロック療法」です。簡単にいうと、局所麻酔薬を注射して痛みの感覚が伝わる経路を一時的に遮断することで、症状をやわらげる治療法です。

単に注射といっても、ブロック療法には左ページのようにさまざまな種類があります。中でも、体の深部に針を刺し入れる神経根ブロックや硬膜外《こうまくがい》ブロックなどは、高度な技術が必要で、入院しなければならないこともあります。そのため、ブロック療法を専門に行っているペインクリニックで受けるという選択もあります。

なお、梨状筋症候群、中殿筋症候群、上殿皮・中殿皮神経障害などでは、診断を確定するためにブロック療法が行われることがあります。注射して痛みが改善すれば、その病気であることがわかるからです。

下肢の痛みやしびれの治療に用いられるブロック療法

上殿皮・中殿皮神経ブロック

上殿皮・中殿皮神経障害の治療に用いられるブロック療法。上殿皮・中殿皮神経が体表近くに現れる腸骨のあたりに麻酔薬を注射する。痛みがやわらげば上殿皮・中殿皮神経障害であると確認できるので、確定診断にも用いられる

仙腸関節ブロック

仙腸関節障害による痛みやしびれが強く、薬物療法や装具療法(骨盤ゴムベルト)でも効果が得られない場合に行われる。やや深い部位に針を刺すので、レントゲンで透視しながら麻酔薬を注射する

トリガーポイントブロック

筋肉の緊張が続くと、痛みの引き金(トリガー)となる筋肉のしこりが形成される。このしこりや、筋膜(筋肉を包む膜)に麻酔薬を注射し、筋肉の緊張をとることで痛みをやわらげる

神経根ブロック

痛みやしびれを引き起こしている神経根(16ページ参照)に針を刺して麻酔薬を注射する。レントゲンで透視しながら、体に深部に針を差し入れるため、高度な技術が必要とされる

硬膜外ブロック

脊髄や馬尾神経は「硬膜」に包まれている。この硬膜の外側に麻酔薬を注射する。神経根ブロックと同様、体に深部に針を差し入れるため、高度な技術が必要

梨状筋・中殿筋ブロック

梨状筋症候群や中殿筋障害によるお尻の痛みや坐骨神経痛だと考えられる場合に行うブロック療法。梨状筋・中殿筋の筋膜(筋肉を包む膜)に麻酔薬を注射する。上殿皮・中殿皮神経ブロックと同様、確定診断にも用いられる

ブロック療法は、整形外科や脳神経外科のほか、痛みの治療を専門的に行うペインクリニックでも行われている。神経根ブロックや硬膜外ブロックなど高度なブロック療法を専門に行うペインクリニックもある

薬や注射以外にもさまざまな保存療法がある

薬や注射（ブロック療法）以外にも、保存療法はいろいろあります。左ページにまとめた装具療法、温熱療法、牽引療法、電気療法、運動療法は、いずれも薬の副作用を心配したり、体の組織を傷つけることがないので、治療を受けてみて、痛みが改善したと感じることができれば、患者さんにとってはメリットのある治療法になります。中には科学的な根拠があいまいな治療法もありますが、痛みがとれたと感じるなら害はありません。ただし、効果が感じられないのに漫然と続けていると、逆に症状を長引かせてしまうこともあるので注意が必要です。

おすすめなのは、運動療法です。痛みが強くならない範囲で、筋肉の柔軟性を高めたり、筋力を強化することで症状の改善が期待できます。運動療法の一部は、本書第4章で詳しく説明していますが、リハビリテーションとして医療機関で受けることもできます。

薬や注射以外の治療法もいろいろある

装具療法

腰椎コルセット

腰の負担がかからない姿勢を保ったり、腰の動きを制限して痛みが出にくくする効果がある。腰椎の手術後、脊柱の変形を防ぐために装着することもある。痛みがなくなっても装着すると、血行を悪化させたり筋力を弱めて、症状を悪化させるので、医師の指示にしたがって使うこと

骨盤ゴムベルト

骨盤のゆるみを締めるためのベルト。仙腸関節障害による痛みがあるときには効果がある。コルセット同様、痛みがないときも装着していると、かえって症状を悪化させることがあるので、医師の指示にしたがって、痛みが強いときだけ使用する

牽引療法

専用の機器を用いて、牽引する治療法。牽引することで神経の圧迫をやわらげたり、筋肉のストレッチ効果があるといわれている。科学的な根拠は得られていないが、痛みやしびれが改善することもある

温熱療法

遠赤外線や低出力レーザーをあてたり、蓄熱剤入りのホットパックをあてて、痛みやしびれのある部位を温める治療法。患部を温めることによって末梢血管の血流が改善され、痛みが改善されると考えられている

電気療法

患部に低周波などの弱い電気刺激を与えることによって、痛みが脳に伝わるのをブロックする作用と、筋肉の緊張をやわらげて、血行を改善して痛みを軽減させる作用があるといわれている

運動療法

下肢の痛みを引き起こす神経が障害される原因の1つが、筋肉が硬くなった状態を放置すること。ストレッチ運動は、硬くなった筋肉をやわらかくする効果がある。また脊柱を支える深部の筋肉を強化する筋トレも効果的

指圧マッサージや鍼灸に行ってもよいのか？

下肢の痛みやしびれで悩んでいる患者さんの中には、指圧マッサージや整骨院、カイロプラックティック整体、鍼灸院などの各種治療院を利用している人がとても多くいるのも事実です。いずれも医療機関ではありませんが、それで痛みが楽になるという人も少なくありません。ただ、治療院に漫然と通っているうちに症状が悪化することもあるので、まずは脳神経外科や整形外科にかかり、痛みやしびれの原因を調べておくことが大事です。

鍼灸院は、医療機関と連携しているところもあります。原因がわかっていても、西洋医学では十分に対応できない痛みに対して、東洋医学の代表的な治療法である鍼灸治療が効果を発揮することも珍しくありません。一方で、腰椎の変形などの要因が大きい場合は、鍼灸治療だけで十分な効果は得にくいという問題もあります。両者の効果を高めるには、西洋医学と東洋医学の連携が重要です。

コラム

ある鍼灸師との出会いが「触れる診察」のきっかけに

井須豊彦

私は高度な手術技術を必要とする脊髄脊椎手術を専門としている脳神経外科医です。医者になって40年以上、手術成績向上に向け努力してきましたが、すべての患者さんに満足いただける治療を行うことができていないのが現況です。とくに、しびれや痛みに対して、私にできる最善の治療を行っても、症状が改善しないときは、治療の限界を感じてしまいます。

60歳代の女性で、腰部脊柱管狭窄症の手術を受けた患者さんが、下肢の痛みやしびれはとてもよくなったけれど、腰痛が残っていると訴えていました。画像診断によると手術はうまくいっていましたが、投薬治療を行っても腰痛は改善しません。

困り果てて、遠方でしたが、ある研究会で知り合いになった鍼灸師の先生を紹介しました。すると鍼灸治療により患者さんの腰痛は著明に改善したのです。予期せぬ改善に私も、患者さんも喜びました。

西洋医学ではエビデンスといって科学的根拠がなければ治療成績がよくてもその治療法を評価しない傾向があります。しかし、患者さんにとっては、症状が改善する理由がわからなくても、症状が改善すればよいのです。私はエビデンス重視の西洋医学治療の限界を埋めてくれる鍼灸治療を再認識する必要があると思っています。

また鍼灸師の先生に、身体に触れる診察が重要であることを教わり、触れてわかる腰痛に対する診断、治療を始めるきっかけとなりました。腰痛治療で大切なことは、最先端の画像診断、外科治療だけでなく、画像ではわからない、身体に触れて始めて診断できる、上殿皮・中殿皮神経障害や仙腸関節障害による腰痛にも注目すべきであると思います。

医師から手術をすすめられたときは？

いくら腕がよいといわれる外科医でも、外科手術には危険がともないます。医師からすすめられても、受けるかどうかは慎重な判断が必要です。本当に腕のよい外科医は、脊髄腫瘍のような早期治療が必要な病気で生じている痛みでない限り、すぐに手術をすすめることはないはずです。

腰椎椎間板ヘルニアや腰部脊柱管狭窄症など、体の奥深い場所にある腰椎の手術は、体に大きな負担をかけます。負担が少ないといわれる内視鏡を使った手術も同じで、体の奥に深い傷を負わせるという点では同じです。

また手術で重い合併症が生じる可能性も、確率は少ないとはいえ、ゼロではありません。もしものときに、患者さん本人を支える家族の生活に影響することもあるので、**家族も一緒に考えて結論を出すようにしましょう。**

手術すべきかどうか迷ったら？

痛みがずっと続くのかと思うと不安に

↓

椎間板ヘルニアは一時的に痛みやしびれが強くなっても、数カ月以内に自然にヘルニアが小さくなり、痛みが改善されることもある

画像診断で異常があるといわれた

↓

画像で指摘された異常が痛みの本当の原因ではない場合もある

ほかの治療法は試してみた？

薬物療法を始め、保存療法を続けているうちに痛みやしびれが改善することは珍しくない

それでもこんなときは手術

- さまざまな保存療法では改善せず、日常生活に支障が生じている
- 少し痛みが軽くはなったが、以前のように仕事ができなくなった
- 思うように歩けなくなり、生きがいが損なわれていると感じる
- 排尿・排便障害などがあり、困っている(馬尾障害の疑い、62ページ参照)
- 神経障害による筋力低下がみられ、リハビリでは改善しない。放置するとさらに悪化し、あとで手術しても元に戻る可能性が少ない場合

決断の前に…手術は危険をともなう

- すべての症状を完全になくすことはむずかしい。主症状が改善しても、しびれなどが残ることがある
- 手術の合併症は、軽微なものを含めると5.5～13.9%の発生確率。死亡例も0%ではない。腕のよい医師が最新の注意を払っても、合併症を100%防ぐことはできない

万が一のことが起こっても、「今の状態よりはまし」と思えるかどうかが手術を決断するポイント

負担の少ない手術で治ることもある

腰椎椎間板ヘルニアや腰部脊柱管狭窄症など腰椎の病気の手術が危険なのは、全身麻酔で行われる「大手術」だからです。これに対し、坐骨神経痛のような下肢に痛みやしびれを起こす病気の中には、局所麻酔下で行われる体への負担が少ない外科手術で治せることもあります。

中殿筋障害や上殿皮・中殿皮神経障害などの治療では、神経を圧迫している筋膜の一部を切って圧迫をとりのぞく（除圧）手術が行われています。いずれも体表に近い部位なので、体への負担が少なく、注目されています。

ただし、これらの手術も、ブロック療法などの保存療法で、痛みやしびれが改善できなかった場合に限ります。まずは保存療法を試してみて、それでも痛みが改善しないときに、これらの手術が検討されます。

コラム

痛みやしびれの治療には順序がある

井須豊彦

痛みやしびれが伝わる神経の経路を、家庭用電化製品などの電気の流れに例えると、どこから点検しなければならないのかがすぐにわかります。電力は発電所で作られ、送電線を通って、家庭にもたらされます。神経に例えると、発電所は脳、送電線は脊髄、家庭の電気は末梢神経に相当します。

自宅の部屋で照明が点灯しないとき、どうしますか？　まずＬＥＤ電球に不具合がないかどうかを点検し、問題があればＬＥＤ電球を交換すると思います。

これに対し、近年の医療業界では、発電所や送電線を最初に調べ、修理（脊椎脊髄を検査、手術）することが常識になりつつあります。手足の痛みやしびれは、脳疾患でも、脊椎脊髄疾患でも、末梢神経疾患でも起こります。痛みやしびれの診療に際しても、画像では診断がむずかしい、症状がある部位に近いところ（末梢神経）から、原因を探り治療すべきでしょう。しかし、多くの患者さんや一部の医師は、画像診断ですべての病気が診断できる、あるいは診断されることを期待している、と思っているようです。

私は、問診や診察で得た情報に、画像診断でわかった情報を加えて総合的に判断して、診断や治療を行っています。腰痛の診療は、患者さんに触れることで診断が確定する、上殿皮・中殿皮神経障害による腰痛に注目することが大切です。

外科医は自分が専門としている外科手術で痛みやしびれを治そうとします。私の経験では、「手術以外に改善の治療法はない」という症例は、それほど多くはありません。まずは、身体に負担の少ない治療法から試みるのが合理的だと思います。外科医としてはがまんのしどころでしょうか。

梨状筋症候群・中殿筋障害の治療

梨状筋症候群はストレッチ（１１６ページ）やブロック療法が効果的です。梨状筋の一部を切除して、坐骨神経などの圧迫をとりのぞく手術法もあるのですが、ときに全身麻酔を必要とすることもあり、その場合は体への負担が大きい手術になります。しかし、実際に手術が行われる例は少ないのが実情です。

中殿筋障害は、梨状筋症候群に比べてストレッチの効果は弱いといわれています。しかし、運動療法を試して見る価値はあります。殿筋ストレッチ（１２２ページ）を始めとする中殿筋障害を改善する運動をやってみるとよいでしょう。運動療法でよくならない場合は、ブロック療法が効果的です。それでも改善しない場合は、手術が検討されます。中殿筋除圧術といいますが、局所麻酔下で行われる体表に近い部位の手術なので、体への負担は小さく、かつ有効性の高い手術です。

梨状筋症候群・中殿筋障害は手術以外の治療法を優先

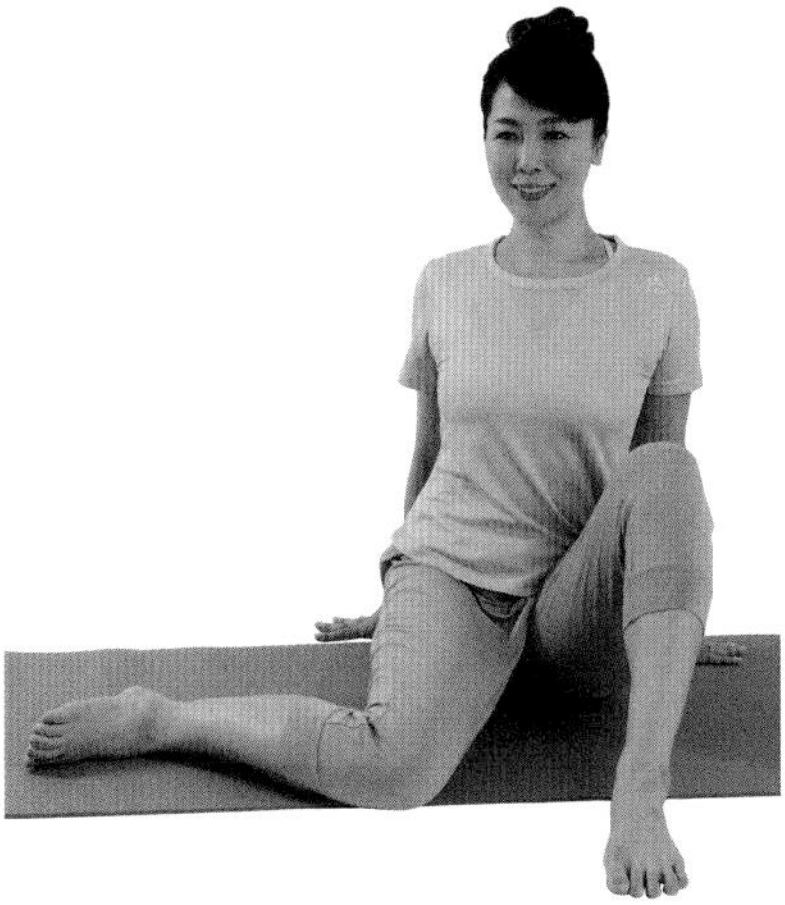

梨状筋ストレッチの例

ストレッチが効果的

ストレッチのやり方は116・122ページに

ストレッチでよくならない場合は

梨状筋・中殿筋ブロック

ブロック治療については81ページへ!

＊効果的な治療法だが、ブロック注射により数時間、足に力が入りにくくなり、歩けなくなることがある

それでもよくならない場合は?

中殿筋障害の手術（中殿筋除圧術）

中殿筋を覆う筋膜を切り開いて中殿筋の圧を下げる手術。局所麻酔下で手術するので体への負担は少ない

梨状筋症候群の手術（梨状筋離断術）

坐骨神経を圧迫している梨状筋を切除し、圧迫をとりのぞく手術。全身麻酔下で行われることもあるので、中殿筋障害や上殿皮・中殿皮神経障害の手術に比べると体への負担は大きい

上殿皮・中殿皮神経障害の治療

上殿皮神経障害は、まず１２６ページからの上殿皮神経障害の運動療法を試してみましょう。中殿皮神経障害もこの運動でよくなる可能性があります。**また、痛みがもっとも強い部分にテニスボールをあてて、硬くなった筋肉をグリグリとほぐすようにすると、改善する患者さんもいます。**それでも痛みが改善しない場合は、ブロック療法が有効です。

それでもよくならない場合は、手術が検討されます。上殿皮神経障害は筋膜、中殿皮神経障害は靭帯を少し切って、それぞれの神経の締め付けをとりのぞきます。いずれも局所麻酔下で行われる体への負担が小さい手術で、高い有効性を誇っています。ただし、上殿皮・中殿皮神経障害は診断できる医療機関が少なく、手術できる医療機関も限られています。診断してくれる医療機関が見つからない場合は、１５８ページの病院リストを参考にしてください。

神経ブロックで再発を繰り返すような場合、手術で神経の圧迫をとりのぞく方法もある

上殿皮神経障害の手術
（上殿皮神経剥離術）

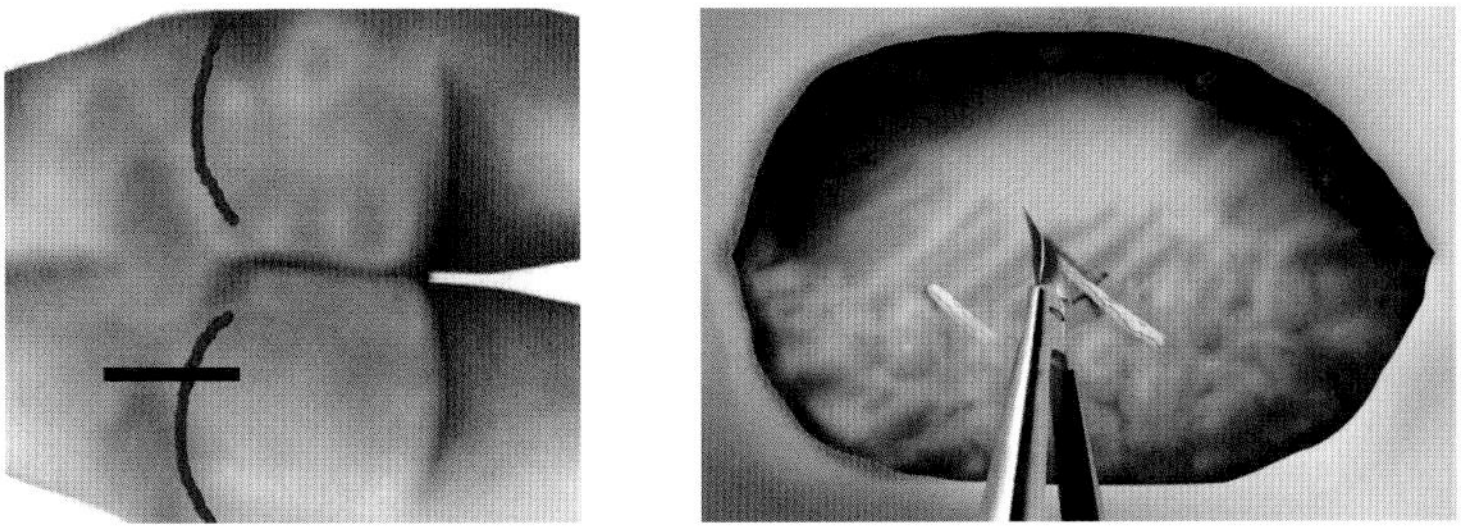

上殿皮神経を締め付けている筋膜（胸腰筋膜）を少し切って、神経の締め付けをとりのぞく

Morimoto D, Isu T, Kim K, et al. Surgical treatment of superior cluneal nerve entrapment neuropathy. J Neurosurg Spine. 2013 Jul;19(1):71-5.

中殿皮神経障害の手術
（中殿皮神経剥離術）

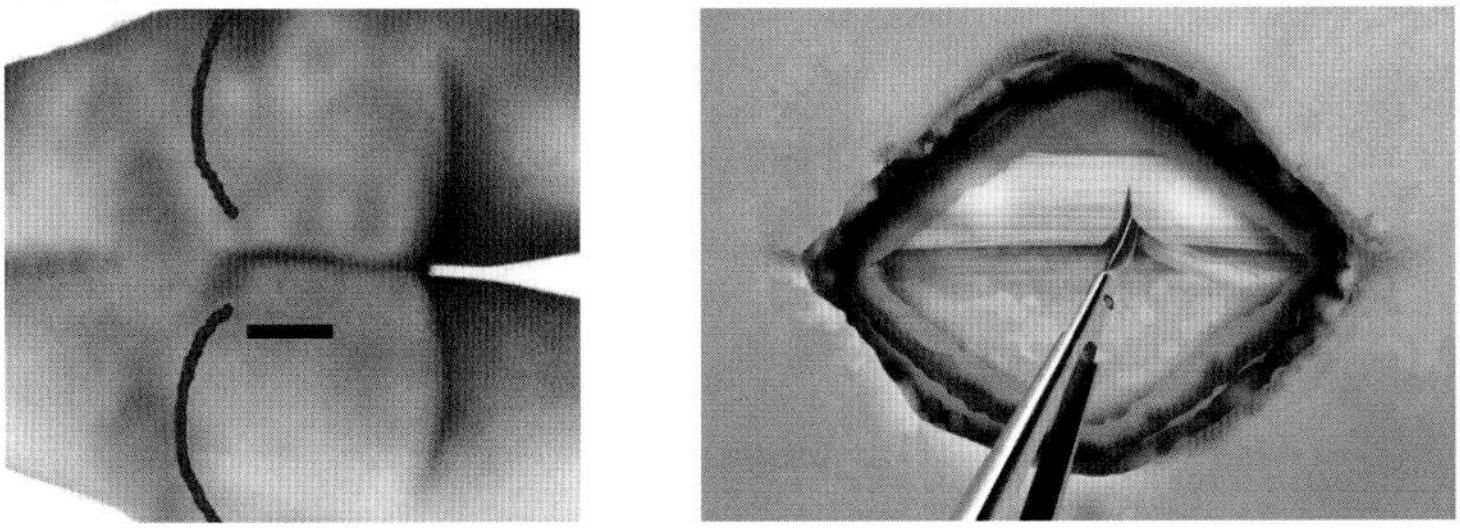

中殿皮神経を締めつけている靭帯（長後仙腸靭帯）を少し切って、神経の締め付けをとりのぞく

Matsumoto J, Isu T, Kim K, et al. Surgical treatment of middle cluneal nerve entrapment neuropathy: technical note. J Neurosurg Spine. 2018 Aug;29(2):208-213.

上殿皮・中殿皮神経は1～3㎜と細いため、神経を探すために手術用顕微鏡を用いる。局所麻酔下による手術なので、体への負担は少ない。手術時間は約1時間。井須豊彦先生が始めた上殿皮神経剥離術は2013年に、中殿皮神経剥離術は2018年に、世界でも権威ある米国の医学雑誌に掲載された

仙腸関節障害の治療

仙腸関節障害の保存療法では、骨盤ゴムベルト（装具療法）が有効です。骨盤ゴムベルトは、骨盤のゆるみを締める帯状のベルトで、骨盤のズレを防いで、痛みやしびれの症状を改善させます。128ページからの運動療法も試してみるとよいでしょう。

これらの治療法や薬物療法でよくならない場合は、ブロック療法が検討されます。一部の医療機関では手術（仙腸関節固定術）も行われていますが、その数はけっして多くはありません。ブロック療法で十分な効果が得られない場合は、痛みを出している神経を焼く高周波熱凝固療法が有効です。

この他、AKA療法も仙腸関節障害の治療法として知られていますが、保険適用ではないので治療費が全額自己負担となってしまいます。

仙腸関節障害も手術以外の治療法を優先

まず保存療法で治療

- **骨盤ゴムベルト（装具療法）** →83ページ
- **運動療法** →128ページ
- **薬物療法** →77ページ
- **仙腸関節ブロック** →81ページ

それでもよくならない場合は

高周波熱凝固療法	お尻から仙腸関節のあたりに針を刺し、針先端に高周波を流して、痛みを出している神経組織を焼く（熱凝固する）治療法。仙腸関節ブロックで再発を繰り返す場合に用いられる
仙腸関節固定術（手術）	仙腸関節がズレないように、金属などで固定する手術法。欧米では手術例が多いが、日本ではそれほど多くはない
AKA療法	正しくはAKA-博田法と呼ばれ、関節の動きをよくする手技療法。仙腸関節障害による痛みに一定の効果があるといわれている。ただし、保険適用のない治療法なので、全額自己負担になる

＊井須先生、金先生はブロック療法で改善しないときは、高周波熱凝固療法を推奨している

椎間板ヘルニアや脊柱管狭窄症の手術

腰痛椎間板ヘルニアや腰部脊柱管狭窄症と診断され、医師から手術をすすめられた場合、実際に手術を受けるかどうかは慎重に決断しなければなりません（86ページ参照）。ここでは、どんな手術が行われるのかを説明します。

腰椎椎間板ヘルニアの手術（後方椎間板切除術）は、腰椎の椎弓という部分を一部切除して、神経を圧迫しているヘルニアを摘出します。腰部脊柱管狭窄症の手術（椎弓切除術）は、変形した骨や厚くなった靭帯を切除して、神経の圧迫をとりのぞきます。いずれの手術も手術用の顕微鏡を用いて行われます。

内視鏡を使ってモニターを見ながら手術を行う内視鏡手術を行っている医療機関もあります。内視鏡手術は体表の傷は小さくてすみますが、体の深部の傷は普通の手術と同じなので、決して負担が少ない手術とはいえません。

脊柱管狭窄症の手術
（椎弓切除術）

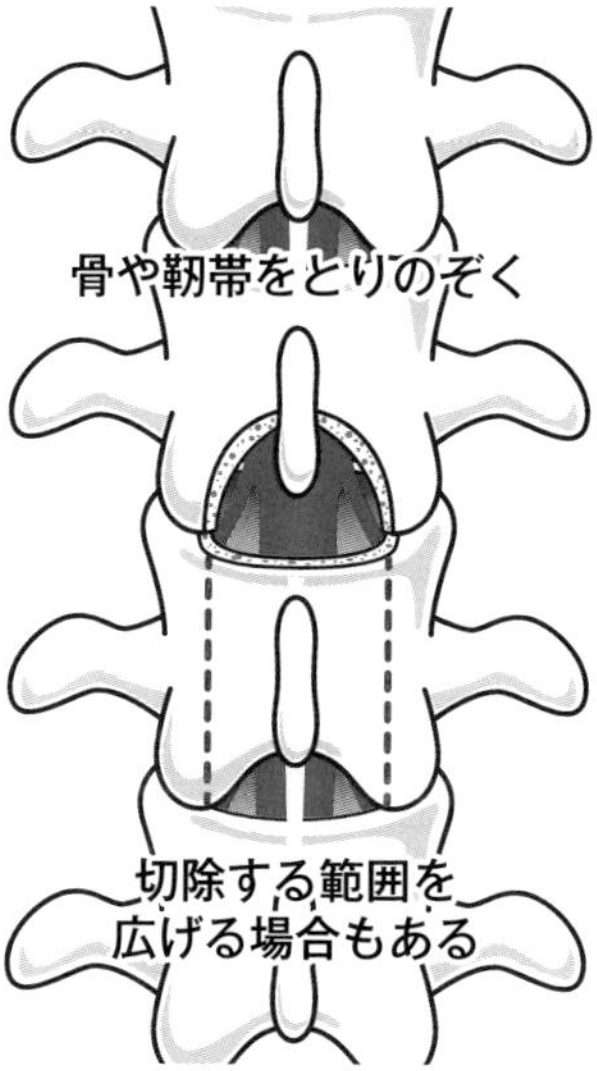

脊柱管を狭くしている変形した骨や厚くなった靭帯を切除して、神経の圧迫をとりのぞく。椎間板ヘルニアを合併している場合も、同時に手術できる

椎間板ヘルニアの手術
（後方椎間板切除術）

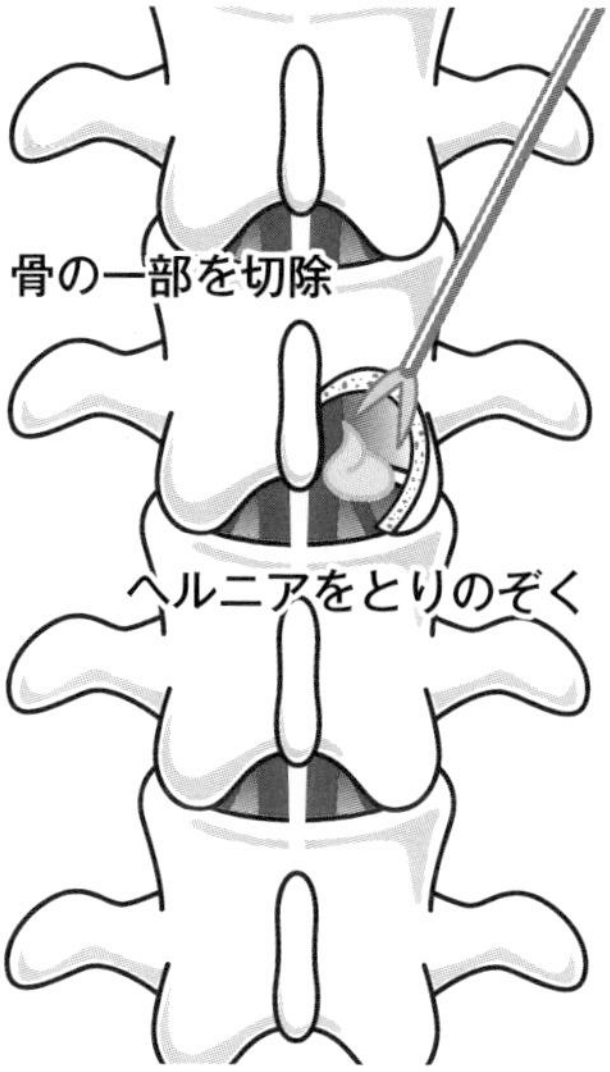

腰椎の椎弓の一部を削って（切除して）、神経を圧迫しているヘルニアをとりのぞく（摘出する）

内視鏡手術とは？

体の表面に小さな穴をあけて、そこから内視鏡と手術用具を挿入して、モニターを見ながら行う手術法。体の表面の傷は小さくてすむが、体の深部の傷は普通の手術と同じ。負担が軽い手術とはいえない

いずれの手術も手術用の顕微鏡を用いて行われる。ほかに複数の椎体を固定してズレないようにする「脊柱固定術」という手術法もある。具体的な手術法については、医療機関や外科医師により多少違いがある

痛みやしびれの症状はゼロにはならない

手術をしても、痛みやしびれの症状が残ることは珍しくありません。手術にしろ、保存療法にしろ、痛みがスッキリ改善しないと、患者さんは「治っていないのではないか？」と思いがちです。それを気にして、痛みやしびれのことばかり考えていては、逆に症状を悪化させてしまうことにもなりかねません。痛みの感じ方というのは、心理的な要因によって異なります。**痛みやしびれの治療は、症状が半分くらいになればよい、くらいの気持ちでいたほうがよいのです。**

心理的な要因によって強く感じられる痛みの症状を改善させるのが、心理療法の1つである「認知行動療法」です。認知行動療法の考え方を左ページにまとめたので、自身の考え方を変えるための参考にしてください。なお、まだ数は少ないものの、認知行動療法を実施している医療機関もあります。

認知行動療法で痛みが軽くなる

心理的な要因に気づく

ストレスなどの影響で、痛みの感覚を抑制する体内システムが低下するため、痛みが生じる

認知のゆがみに気づく

認知のゆがみは不快な感情をともなっていることが多い。痛みと感情を分けて考える(認知する)ことで、自分の考え方のくせなどに気づきやすくなる

・痛みが少しでもあると気になってイライラする
・体を動かしたらもっと痛くなるので何もできない

痛みが「ある」「ない」の2分思考におちいっていないか、完璧主義におちいっていないか考えてみる

行動を変える

・痛みがあっても、やらなければならないことはやる
・痛みがあっても、体を動かしてみる
・痛みを理由に「できない」といわない

痛みを受け入れることで、痛みと共存が可能に。多少痛みがあっても、人生を楽しめるようになっていく

痛みについて学ぶ

・病院などの治療だけですべての痛みをとりのぞけるわけではない
・痛みの強さと病気の重さは一致しない
・体を適度に動かしたほうが痛みは軽くなる

＊認知行動療法を、腰痛や坐骨神経痛の治療に用いる試みも進められている。医師や臨床心理士、作業療法士、理学療法士などがチームで治療を行うため、実施している医療機関はまだ少ない

痛みやしびれの改善にはセルフケアが重要

じっとしていては痛みやしびれの症状はよくなりません。症状を改善させるには、筋力を強化させることも重要です。脊柱はさまざまな筋肉によって支えられています。筋力を落とさないためには、筋トレのような運動が必要です。また梨状筋症候群や中殿筋障害は、筋肉が硬くなることによって起こりやすくなります。これを予防するには筋肉をやわらかくするストレッチ運動が効果的です。**筋トレとストレッチは、運動療法の両輪です。**第4章では、それぞれの病気に合った筋トレやストレッチ運動を紹介しています。

運動療法というと、「痛いのに運動なんかできない」という患者さんが多いのですが、できる範囲でかまわないので、試してほしいと思います。第1章のセルフチェックで疑われた病名の運動療法を試して、症状が改善するのであれば、特に病院に行く必要はありません（発熱や激しい痛みの場合は除く）。

体を動かすことで痛みやしびれは軽くなる

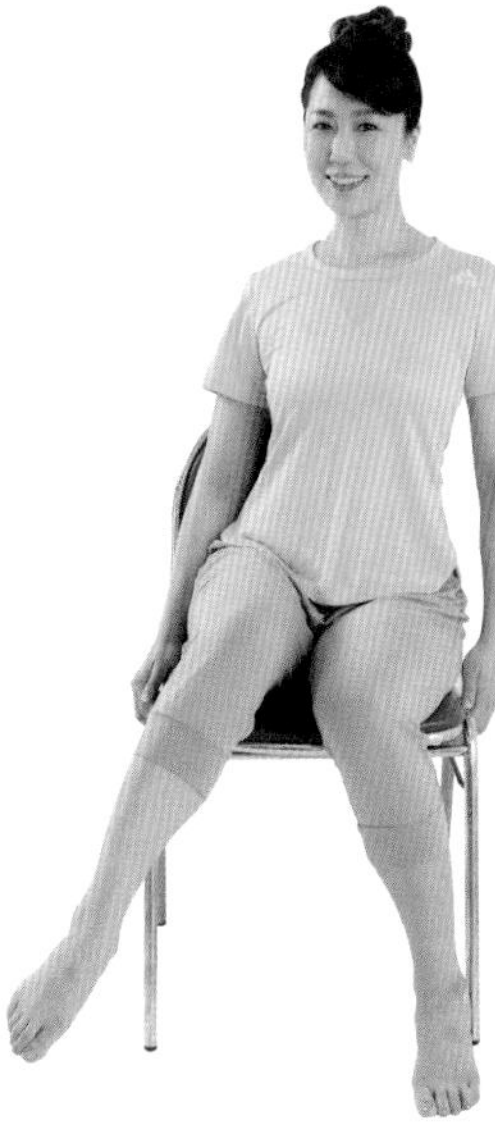

第4章では理学療法士による病名別の運動療法を紹介しています。第1章のセルフチェックで、疑われる病名があったら、まずその運動を試してみてください。それで、症状が改善すれば医者にかかる必要はありません

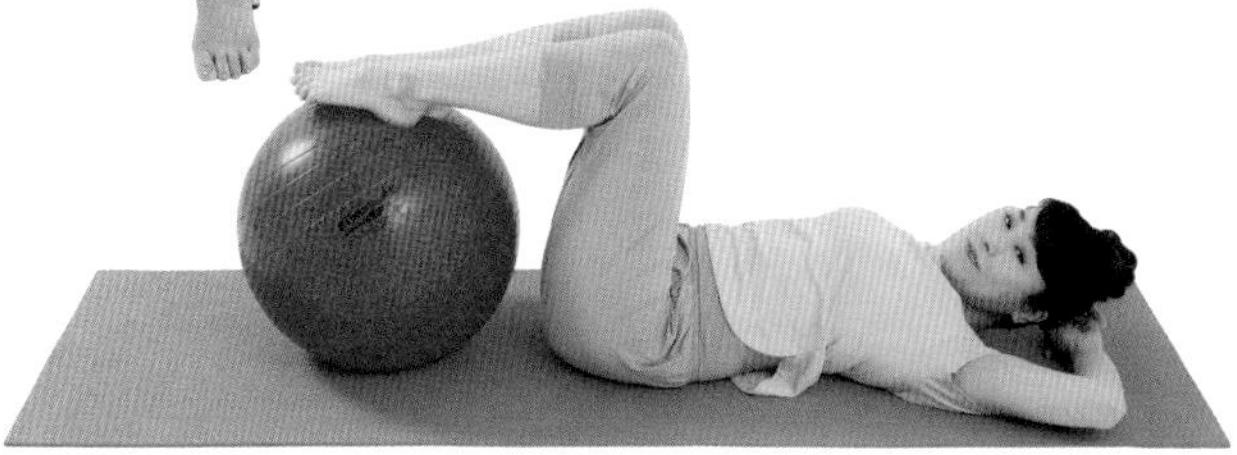

ミニコラム

天気で痛みがぶり返すときは

曇天や雨など、天気によって痛みがぶりかえしたり、痛みが強くなるとわかっている人は、天気予報で雨が降るとわかっている2日くらい前に、乗り物酔いの市販薬（めまいの薬）を飲むと、痛みが出にくくなる。これは気圧の変化を内耳で感じているからだといわれている。五苓散《ごれいさん》という漢方薬も同様の効果があるといわれている

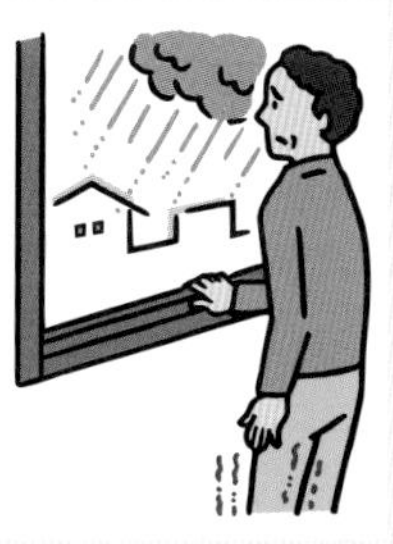

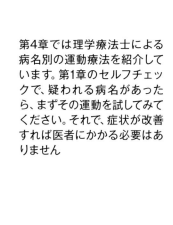

コラム

巣ごもり生活が痛みやしびれを悪化させる?

金　景成

新型コロナウイルスの影響で、多くの方が外出を控えています。歩行で痛みが出なければ、感染対策をしっかり行って、ウオーキングなどでリフレッシュすることも大切ですが、都会と田舎では事情が少し違うのかもしれません。

巣ごもり生活で心配されることの1つに、筋肉への影響があります。例えば、1週間ベッドの上で安静にして過ごすと筋力の10%以上が失われるといわれています。腰回りや太ももの筋力が落ちると、腰痛やひざ痛の原因になるかもしれません。

失われたものを取り戻すために大きな労力を使うより、筋力維持への努力が大切です。また、あまり動かないことで筋肉が硬くなってしまうことも危惧されます。本書でも触れていますが、筋肉が硬くなると、さまざまな悪循環をまねく可能性があるため、これも避けたいところです。

筋力トレーニングは、太ももや腹筋などの大きな筋肉に着目して行うと、効率よく筋力が維持ができます。またトレーニングの後は、筋肉を硬いまま終わるのではなく、筋肉をやわらげるストレッチなどをセットで行うことが大切です。ぜひ、本書の第4章を参考に運動を行ってください。

坐骨神経痛などの痛みやしびれがある場合、巣ごもりで気晴らしできずにいると、痛みのことばかり考えてしまい、より痛みを感じやすくなることも危惧されます。

上手な気晴らしは、痛みの治療においても大切であることが知られているので、気をつけたいものです。上手に気晴らししながら、やわらかい筋肉を維持していくことが、コロナ終息後に楽しい生活を送るためにも必要なことだと思います。

第4章

坐骨神経痛を自分で治す運動

下肢の痛み・しびれ　基本の運動

腰痛や坐骨神経痛の大きな原因の1つとして、姿勢異常（悪い姿勢をとり続けること）による骨盤のズレによるものがあります。姿勢異常は、その人の生活習慣や職業、クセなど、さまざまな要因があるので、全身の姿勢矯正が運動療法の基本になります。

基本の運動はこのステップで！

1. そんきょ姿勢から伸び上がり
2. イスの上で、ひざ抱え
3. イスに座って、後ろひねり

1　そんきょ姿勢から伸び上がり

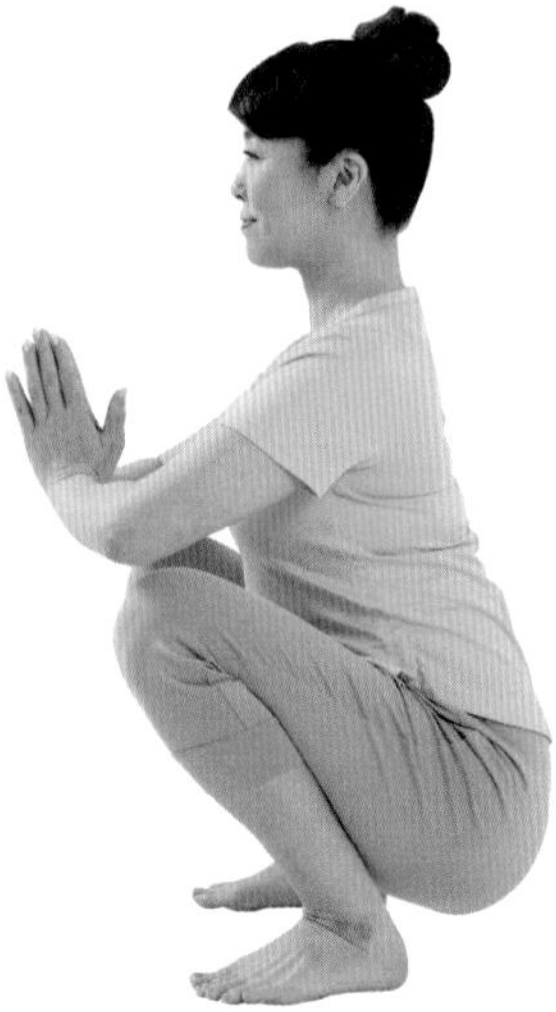

指導
理学療法士　畝本みどり

千葉県医療技術大学校卒業。東京歯科大学市川総合病院・整形外科所属リハビリテーション科主任などを経て、2019年1月より千葉新都市ラーバンクリニック・リハビリテーション科主任、同年4月より通所リハビリテーション管理者を兼任

1 脚を肩幅ぐらいに開き、しゃがんで、相撲のそんきょ（蹲踞）のような姿勢をとる

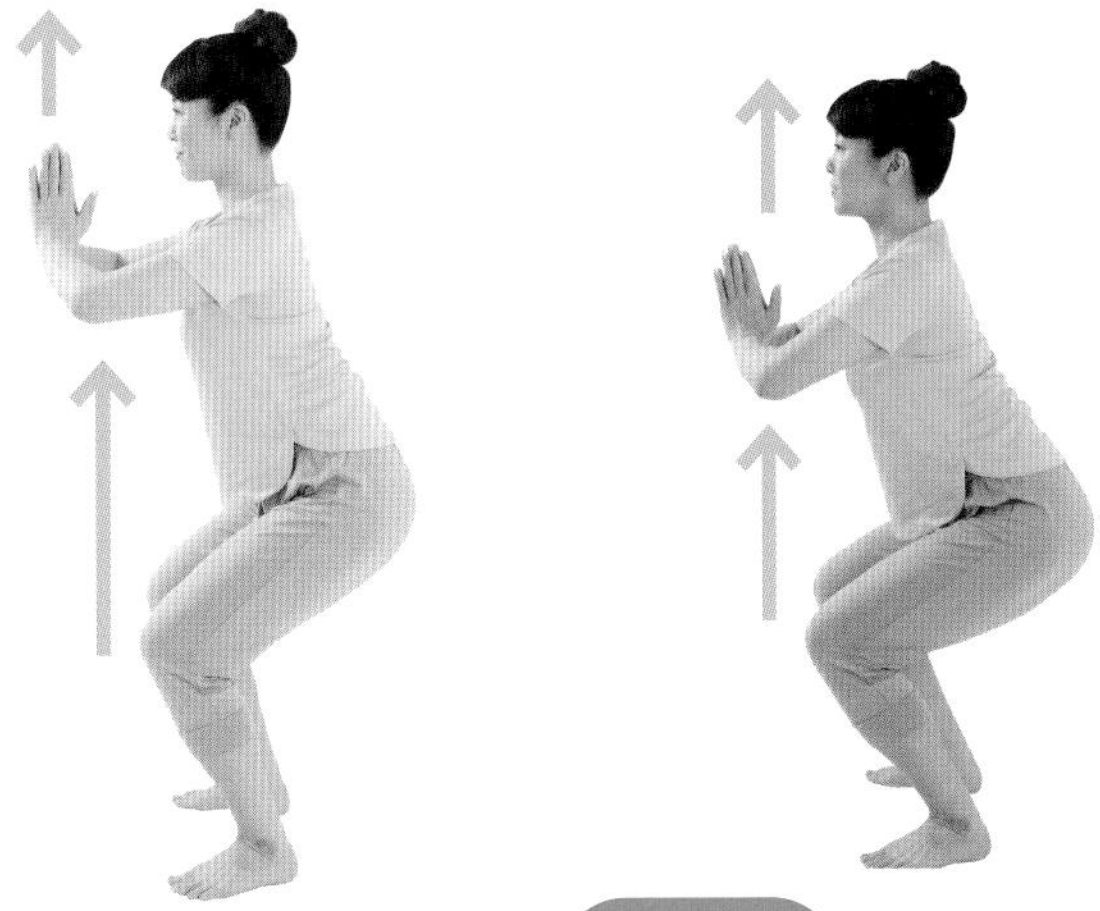

2 1の姿勢からゆっくり伸び上がる　10回

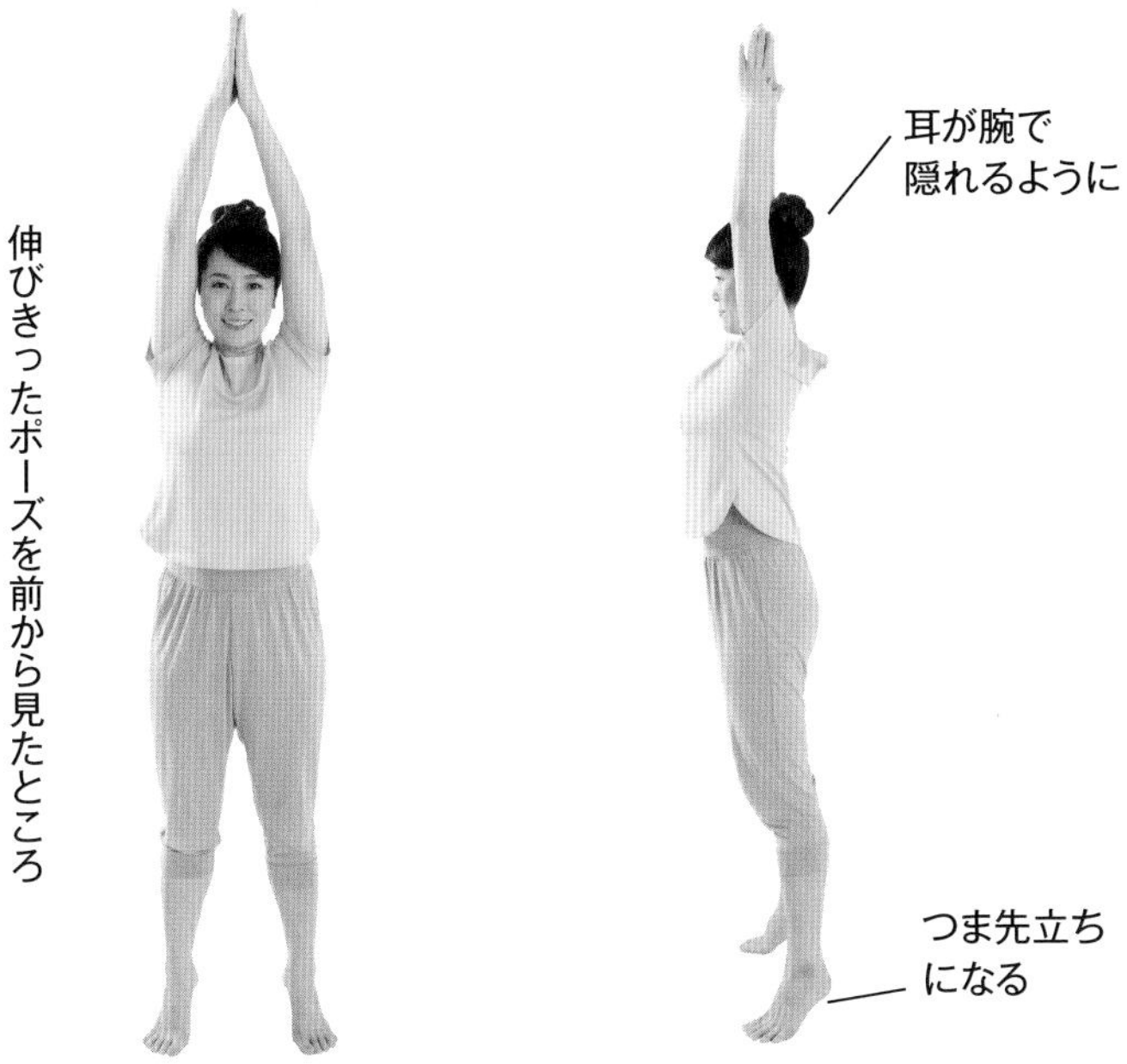

伸びきったポーズを前から見たところ

3 伸び上がりながら、つま先立ちになって、伸びきる。これを10回繰り返す

2 イスの上で、ひざ抱え

10秒キープを10回

前から見たところ

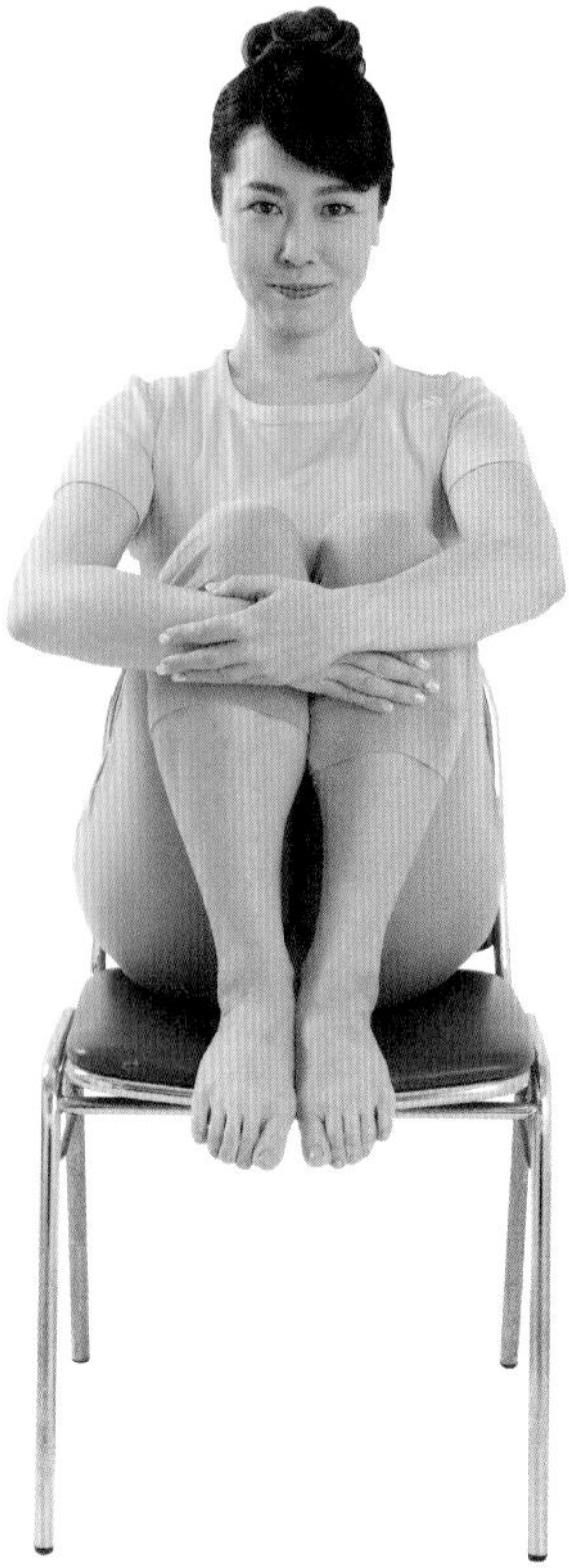

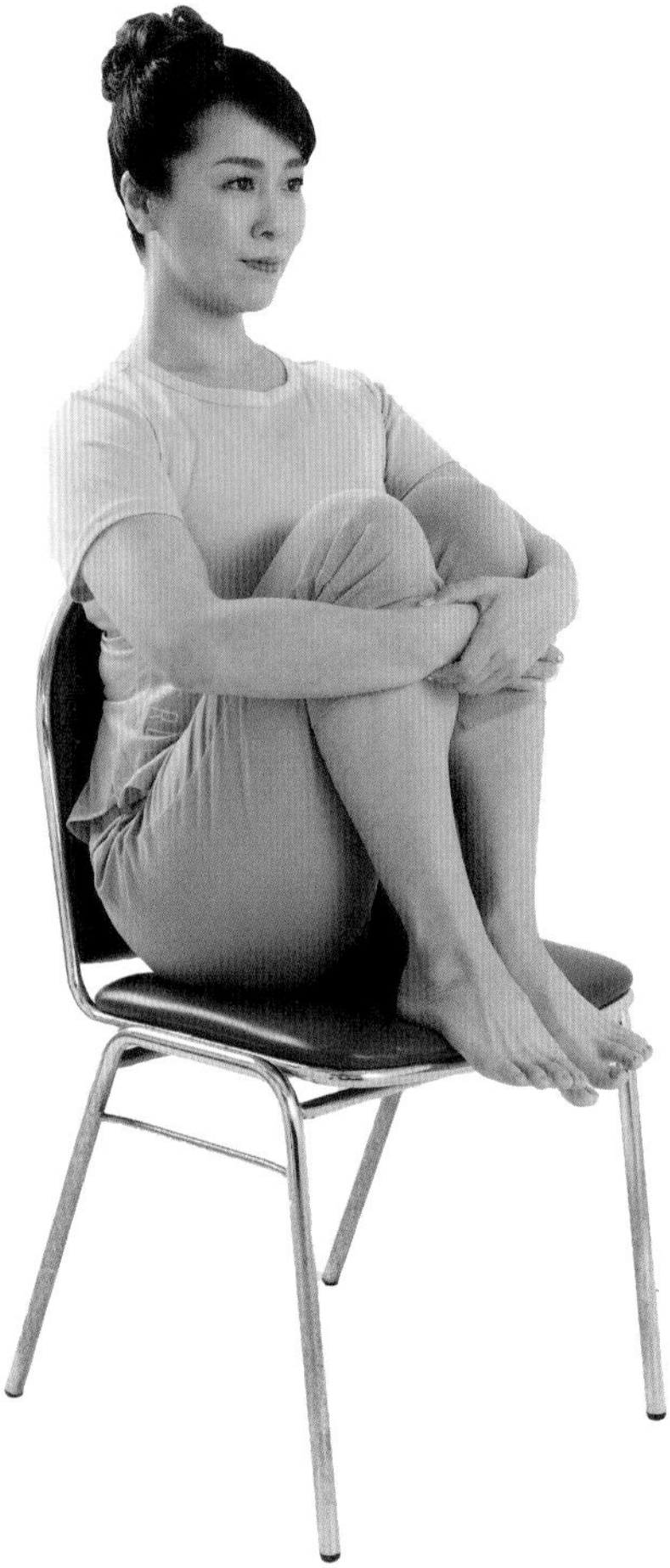

1 イスに座り、両脚を抱え込む。そのまま10秒キープする。これを10回繰り返す

片脚ずつ10秒キープを10回

2 次に、片脚を抱え込む。そのまま10秒キープする。これを10回繰り返す

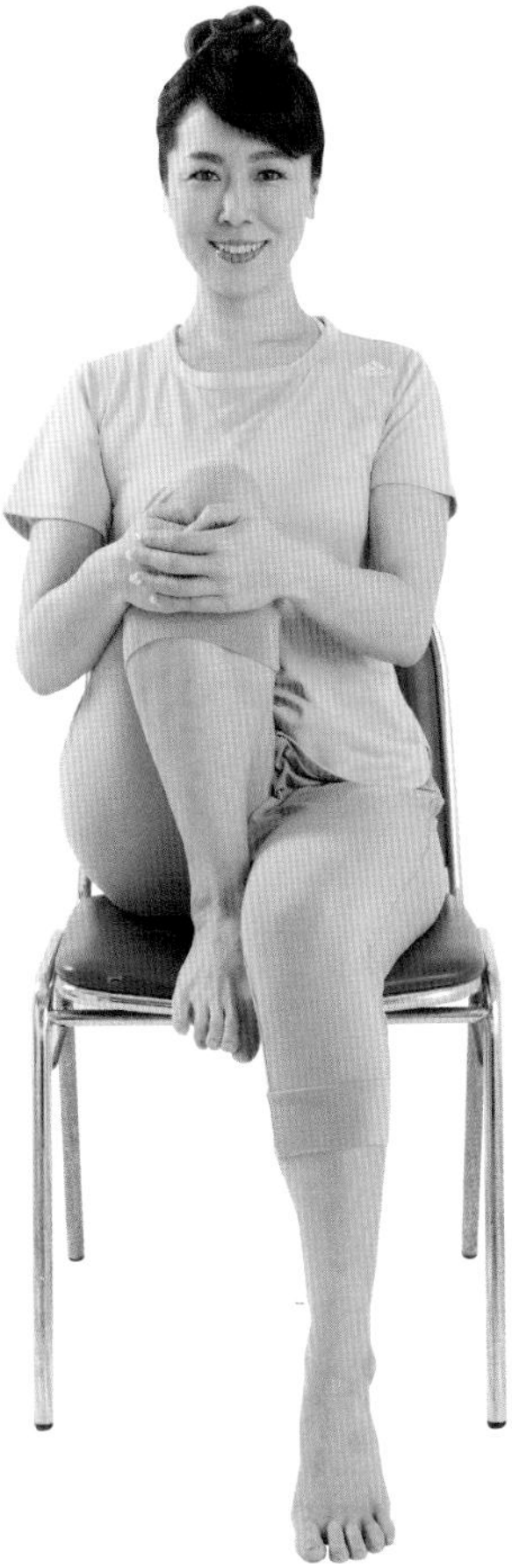

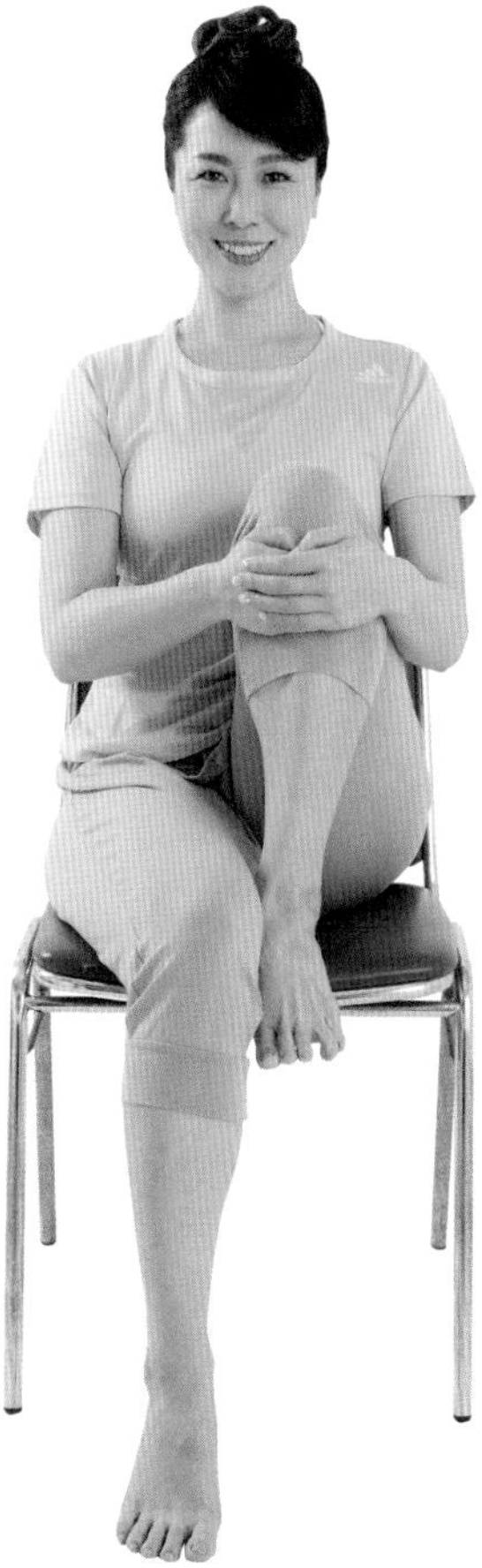

3 もう一方の脚を抱え込む。そのまま10秒キープする。これを10回繰り返す

3 イスに座って、後ろひねり

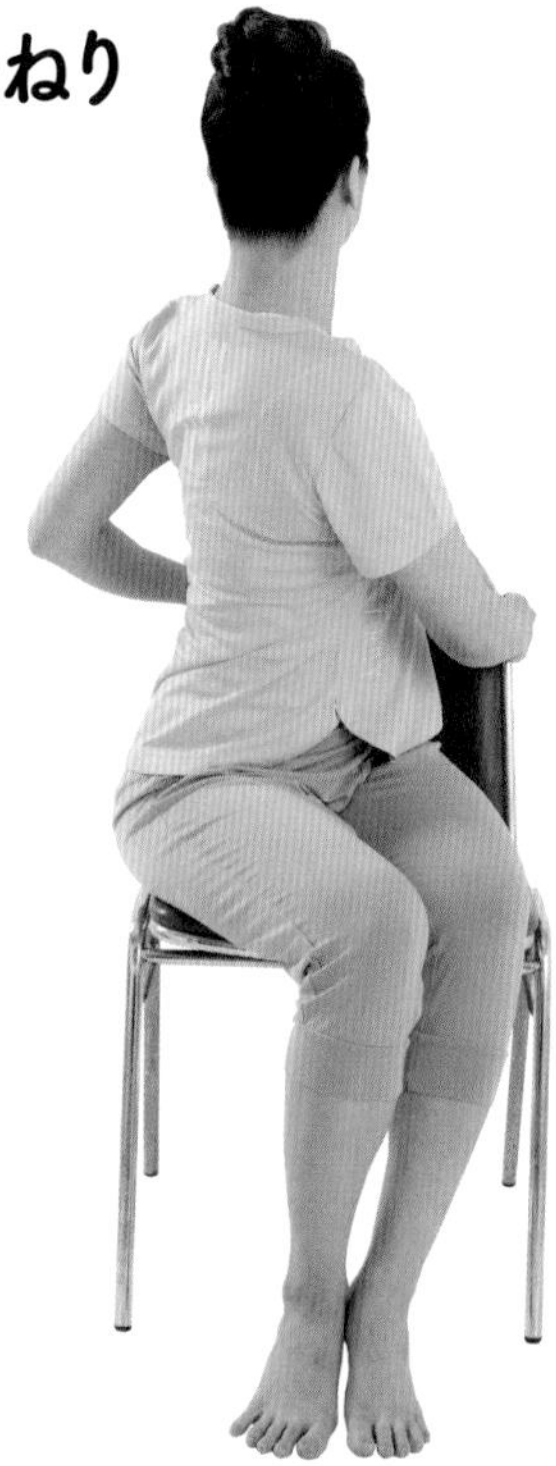

1 脚を閉じてイスに座り、上体を後ろにひねって、両手で背もたれをつかみ、真後ろが見えるまでしっかりひねる

真後ろが見えるまでひねる

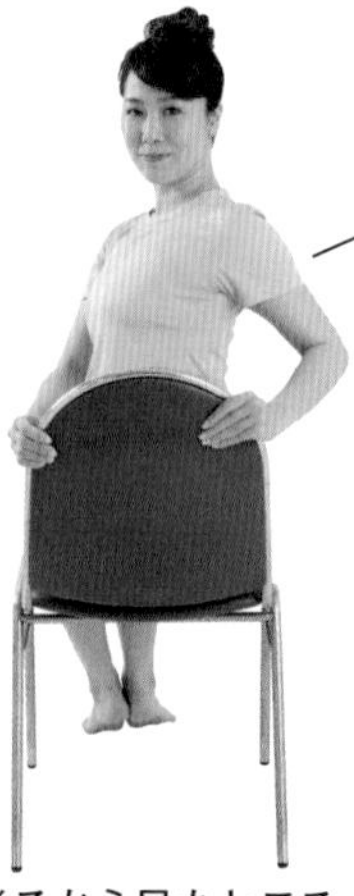

後ろから見たところ

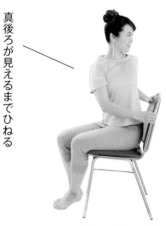

横から見たところ

左右交互に20回

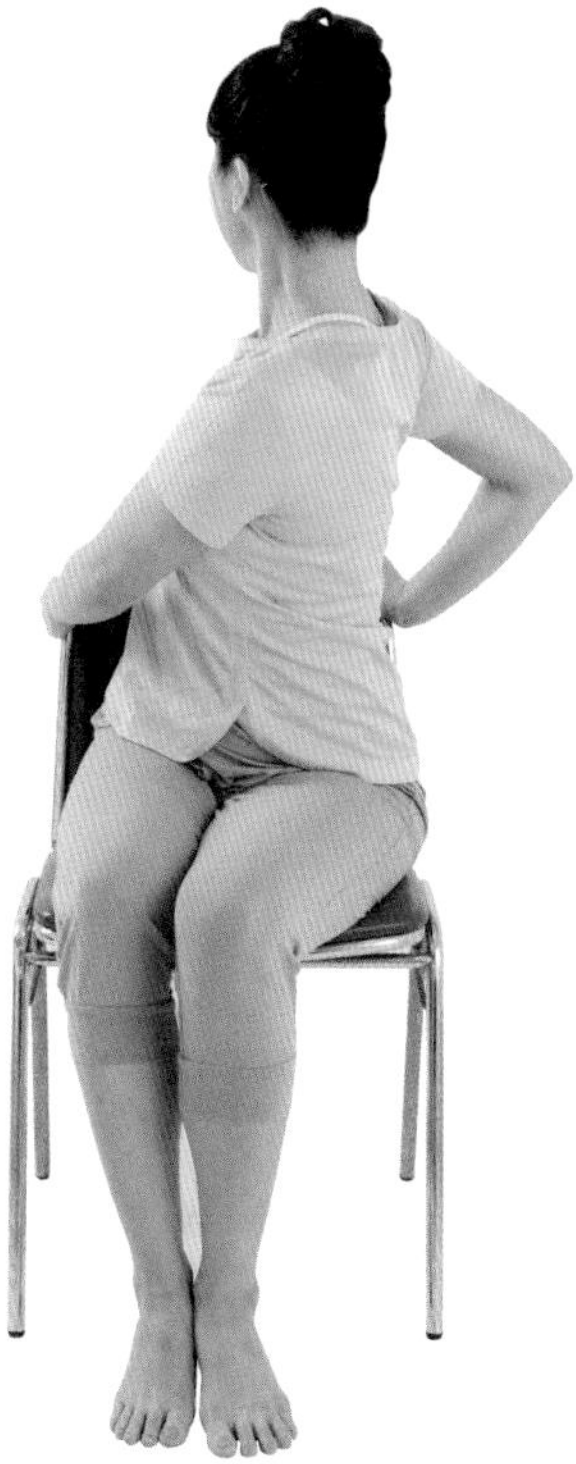

2 次に同じように、反対方向にも、上体を後ろにひねって、両手で背もたれをつかみ、真後ろが見えるまでしっかりひねる。左右交互に10回繰り返す

真後ろが見えるまでひねる

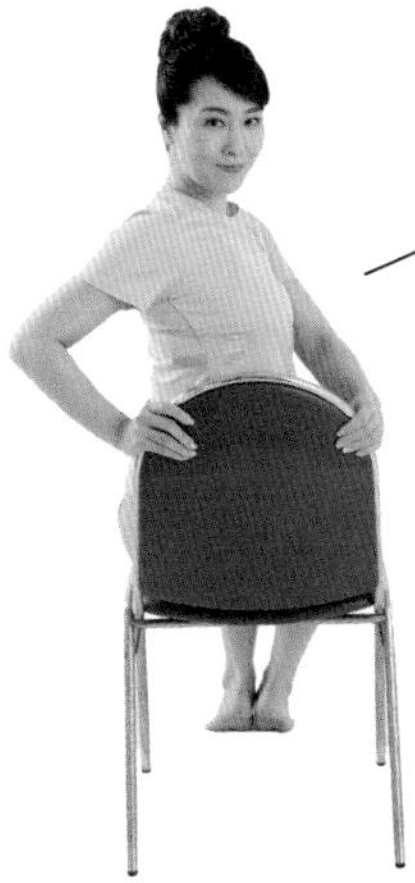

後から見たところ

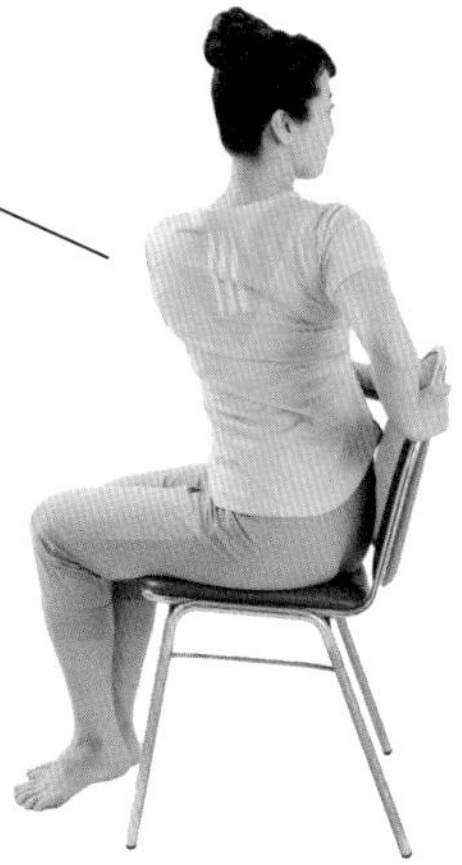

横から見たところ

坐骨神経痛が改善する運動

坐骨神経痛は、痛みやしびれのある部位に合わせた運動（ストレッチや筋トレ）が必要ですが、ここに紹介する運動はすべての人の基本の運動になります

坐骨神経痛の運動はこのステップで！

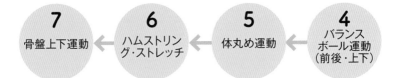

7 骨盤上下運動 ← 6 ハムストリング・ストレッチ ← 5 体丸め運動 ← 4 バランスボール運動（前後・上下）

4　バランスボール運動（前後・上下）

股関節のズレを戻す運動です

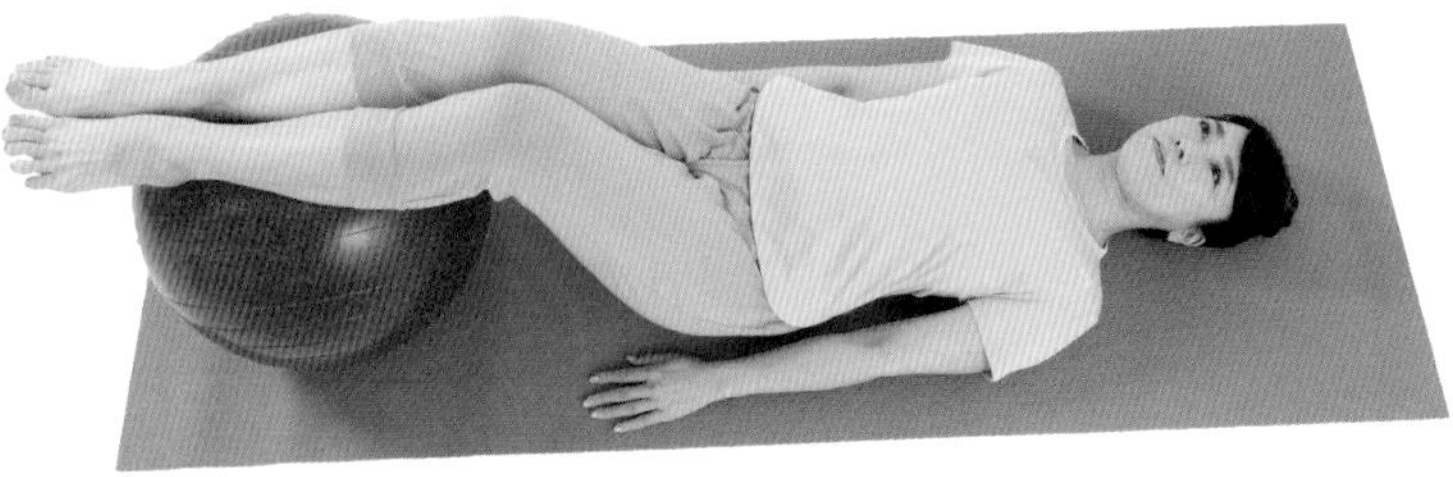

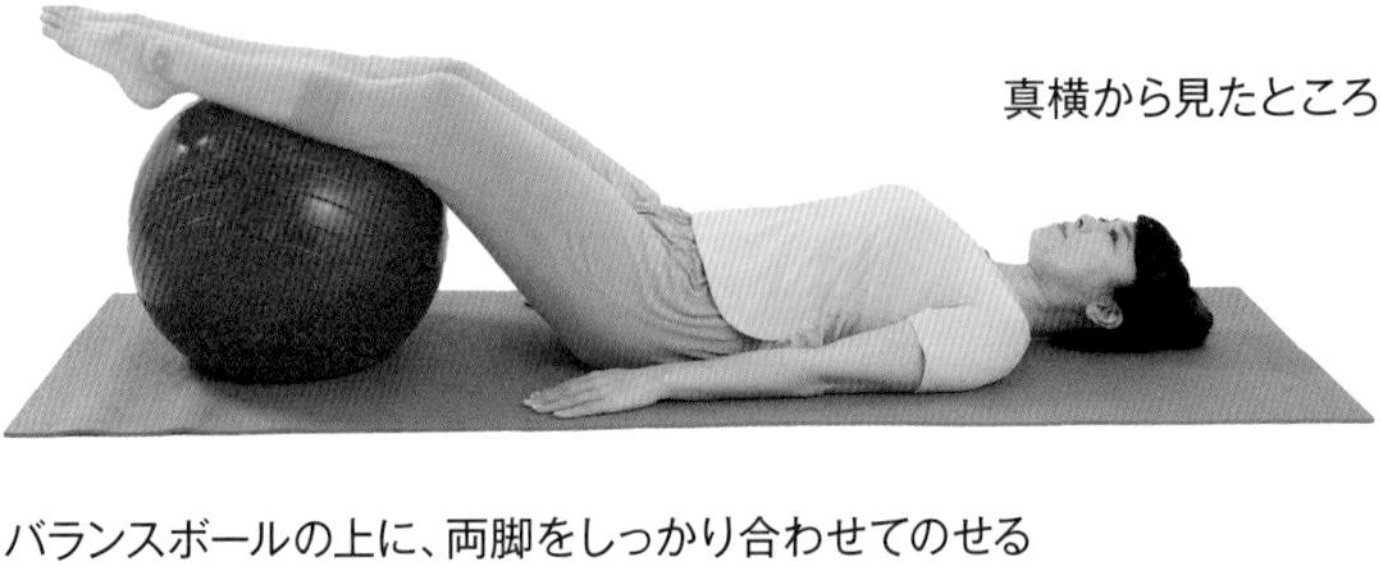

真横から見たところ

1　バランスボールの上に、両脚をしっかり合わせてのせる

5分以上

2 1の姿勢から、脚を前後に曲げ伸ばしする。
1～2をゆっくり5分以上繰り返す

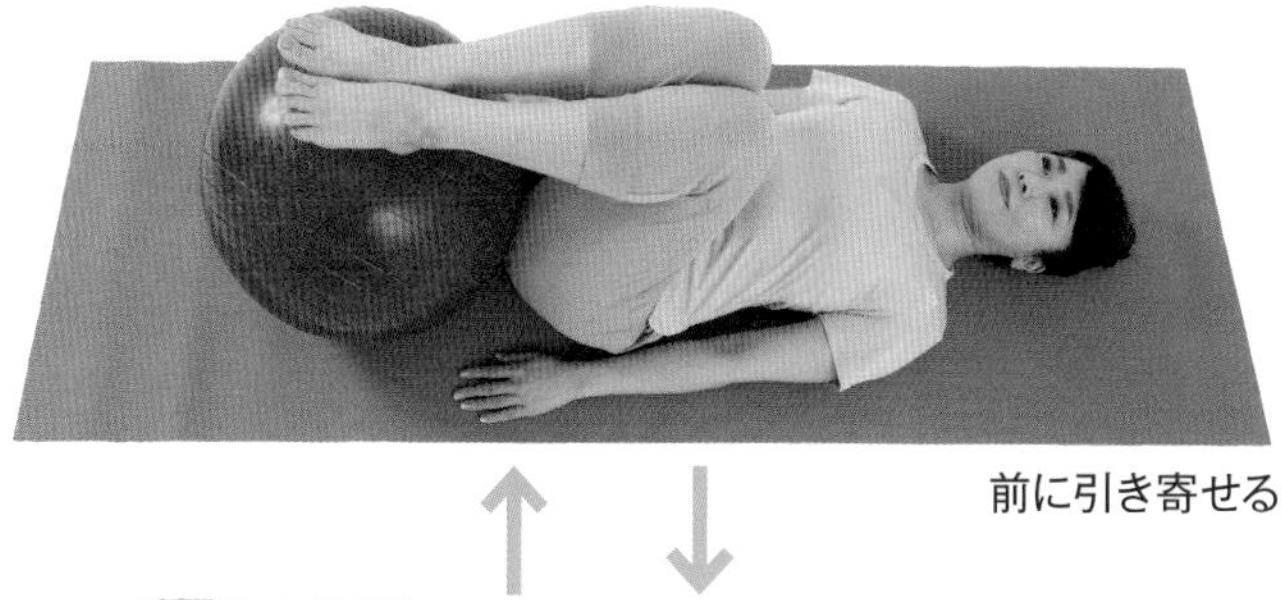

前に引き寄せる

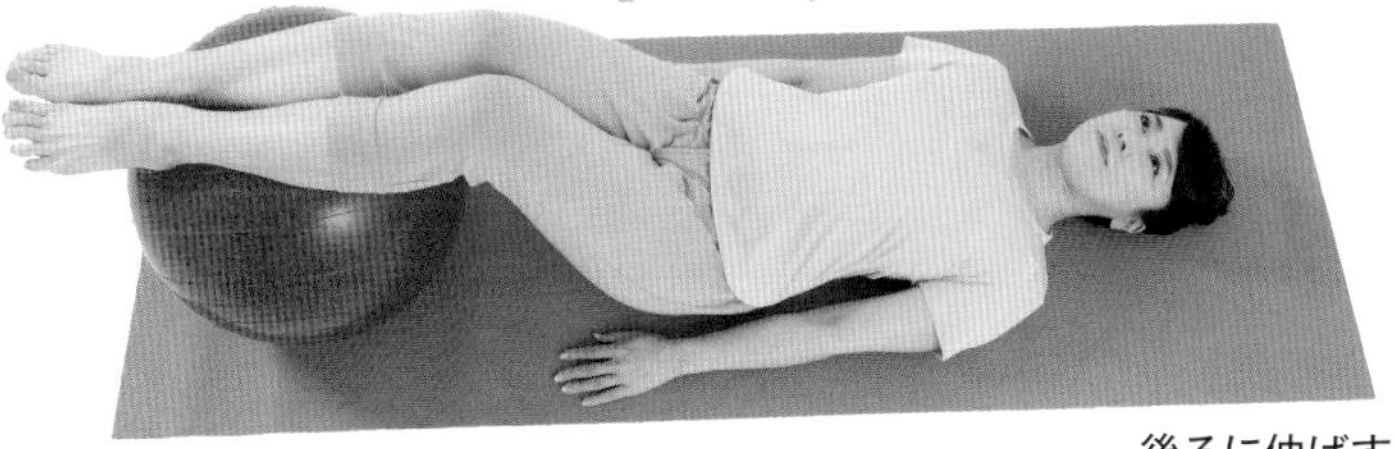

後ろに伸ばす

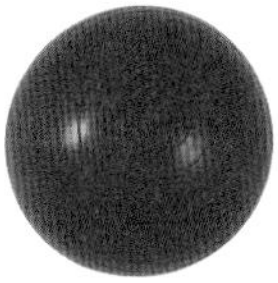

バランスボールは健康グッズを扱う店や、ネットショップで購入できる。セラボールの名前で販売されていることもある。身長に合わせたサイズを購入する。写真は直径55㎝

真横から見たところ

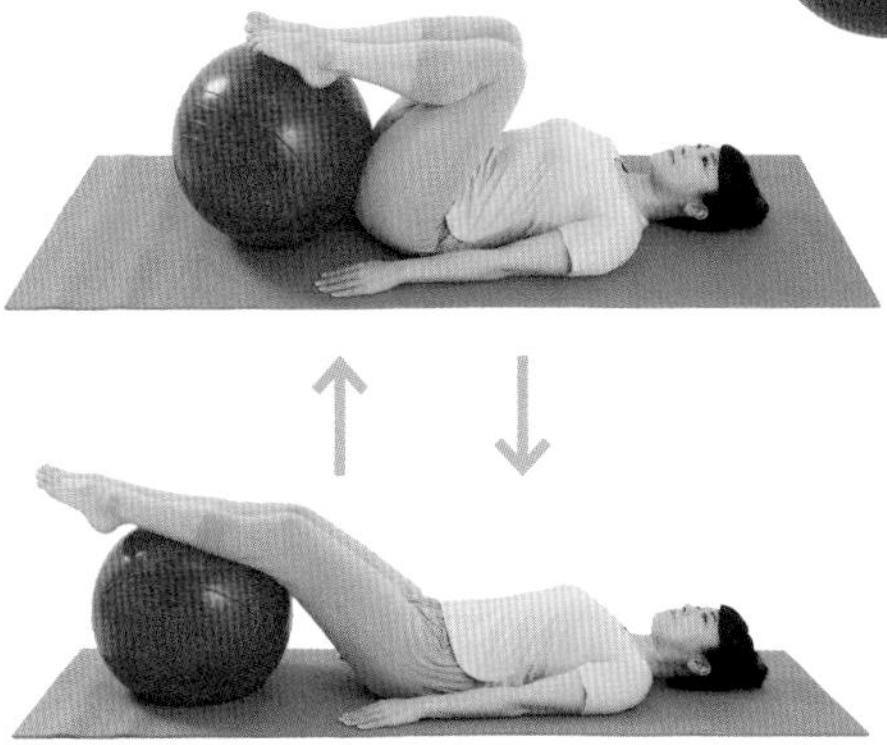

身長の目安	ボール直径
140～150㎝	45㎝
150～165㎝	55㎝
165～185㎝	65㎝
185㎝以上	75㎝

4　バランスボール運動（上下）

骨盤の正しい位置をキープできるように、体幹やお尻の筋力を鍛える運動です

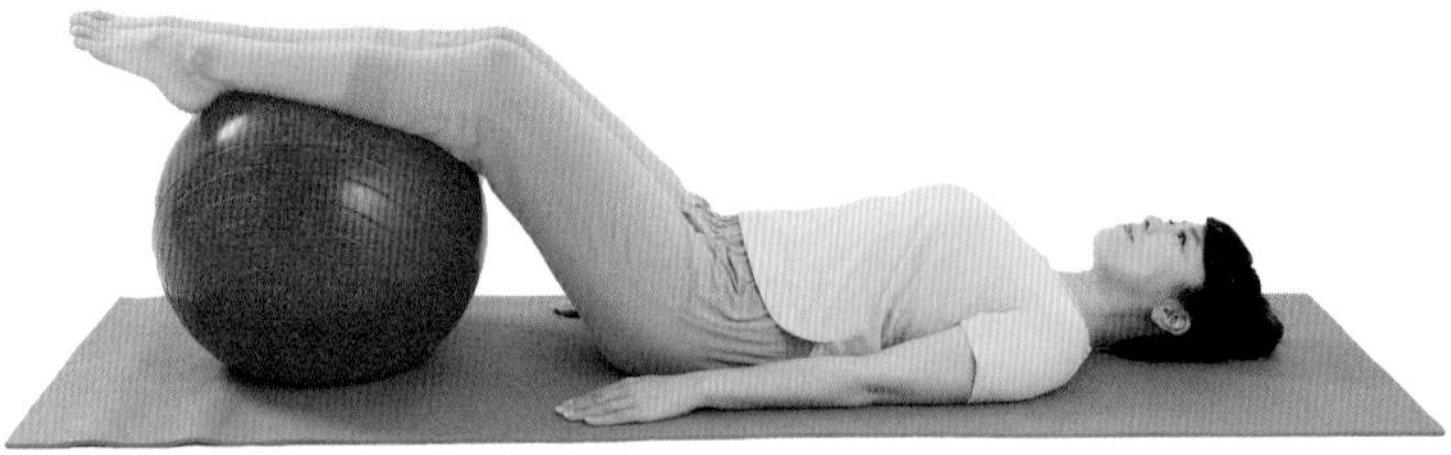

上げ下げを
5分以上

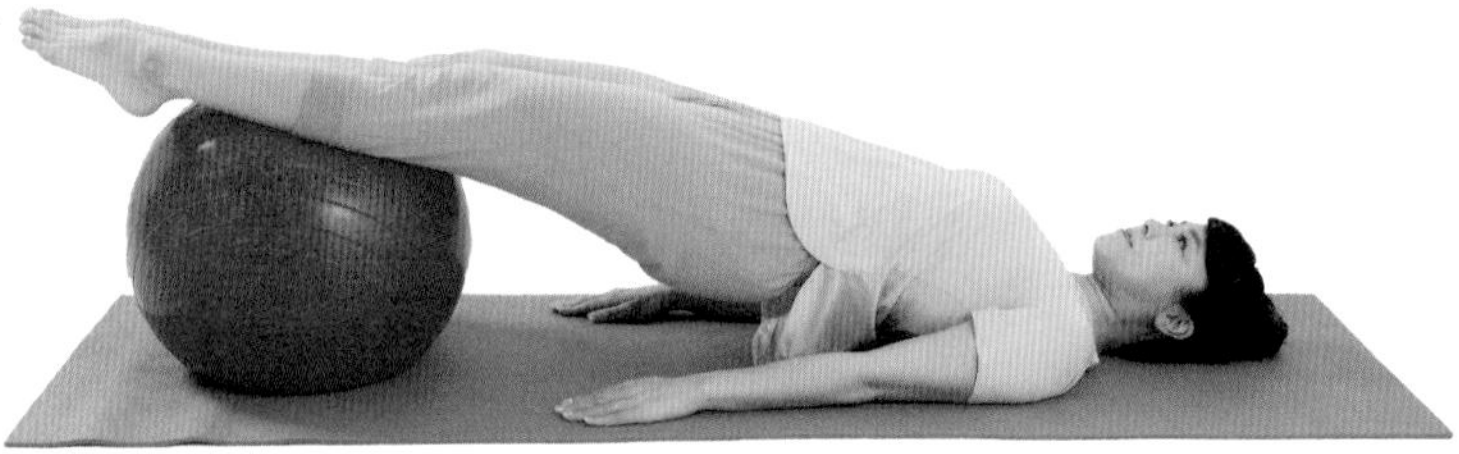

110〜111ページの前後運動と同じように、バランスボールの上に、両脚をしっかり合わせてのせ、お尻の上げ下げを5分間以上繰り返す

5　体丸め運動

10秒キープを10回

1　床にあおむけに寝て、ひざを抱えて丸まる

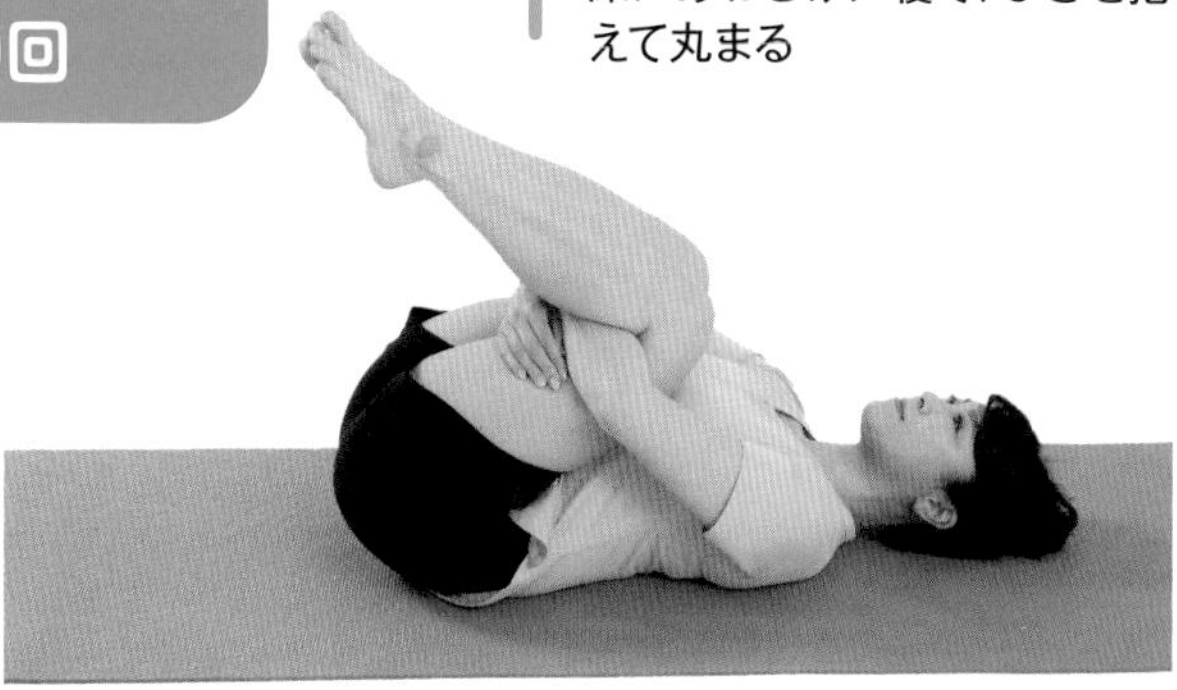

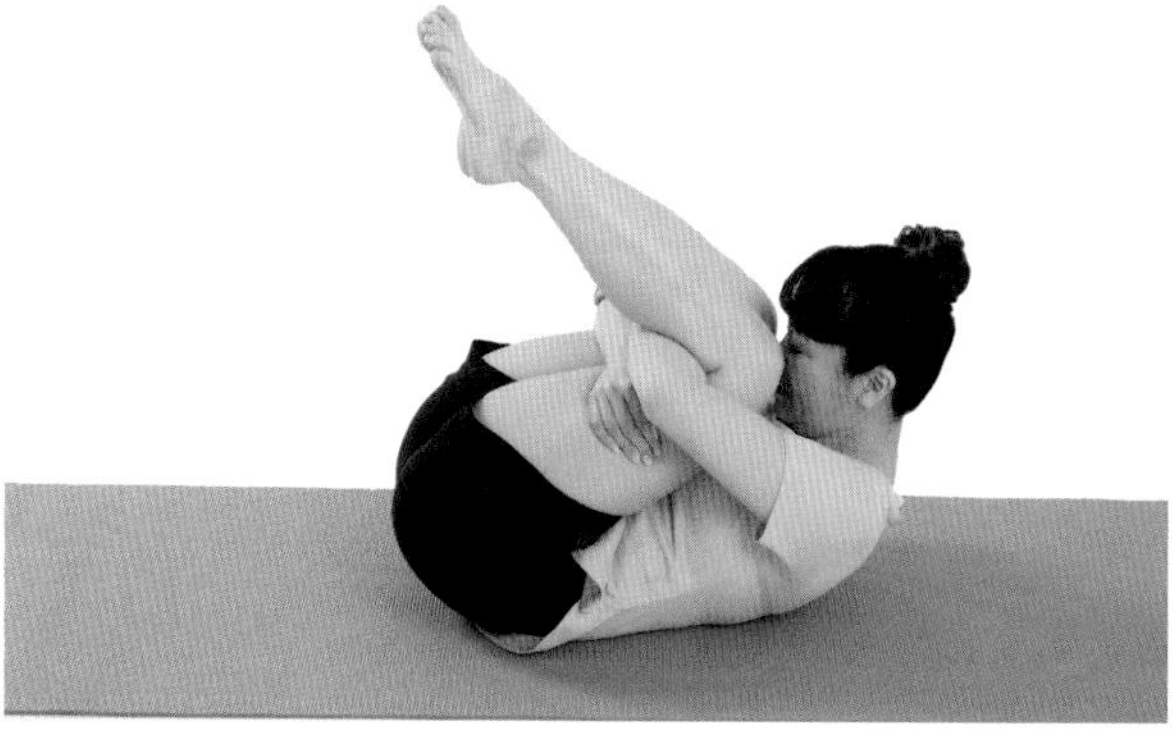

2　1の姿勢から、ひざとおでこがくっつくくらいまで背中を丸めて、10秒キープ。これを10回繰り返す

できない人はできるところまで

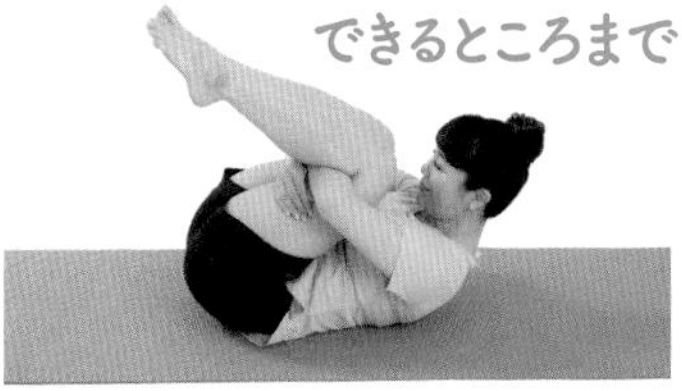

ひざとおでこがくっつかない人は、できるところまでよい

6　ハムストリング・ストレッチ

太ももの裏側の筋肉（ハムストリングス）をストレッチします

10秒キープを10回

1　両手で太ももをつかみ、股関節が90度くらいになるようにする

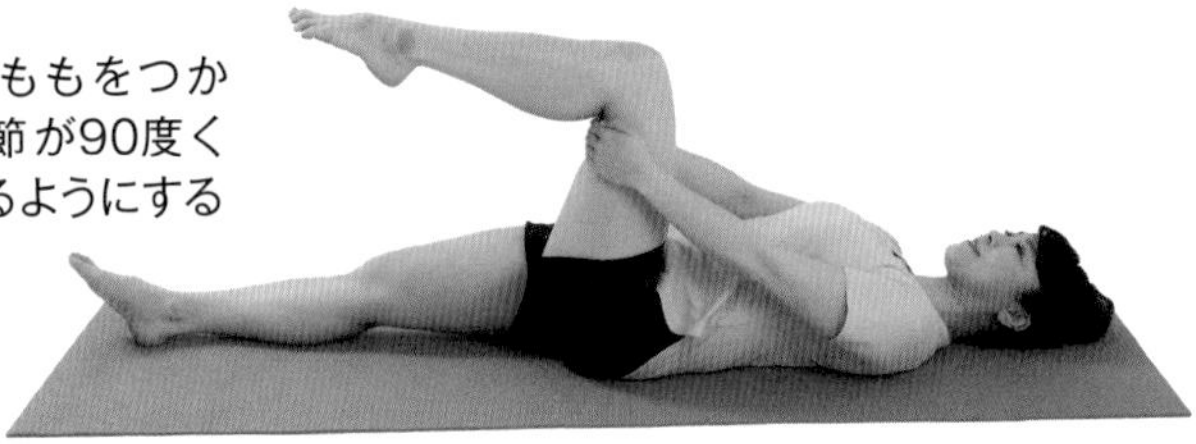

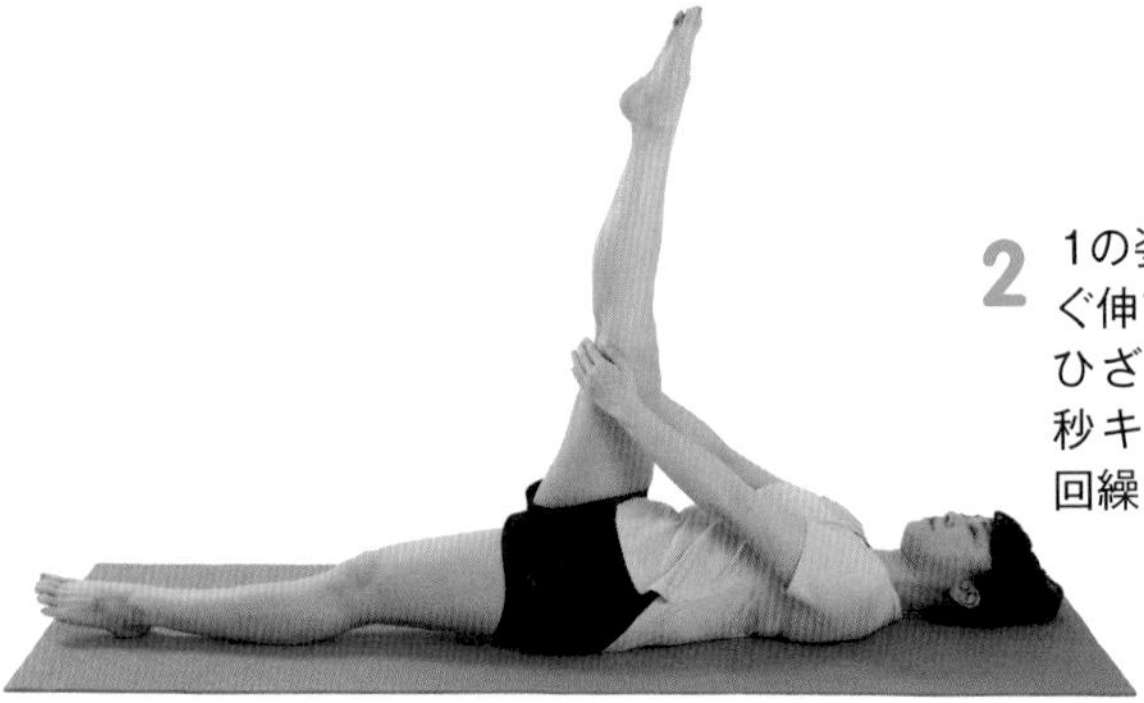

2　1の姿勢から、まっすぐ伸びるところまで、ひざを伸ばして、10秒キープ。これを10回繰り返す

できるところまで

2のようにひざをまっすぐ伸ばすのが理想だが、できるところまででよい

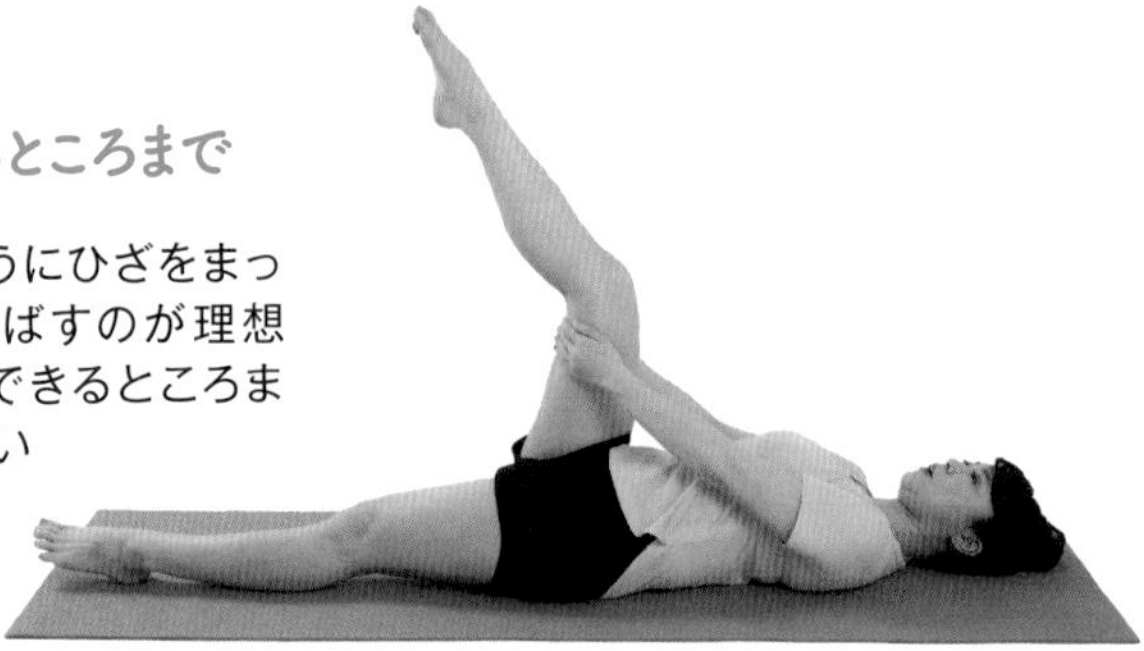

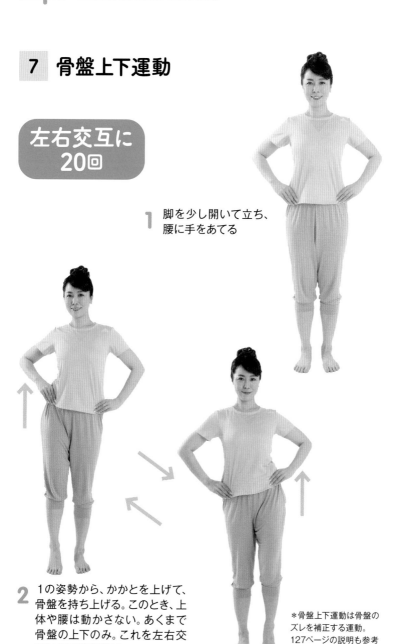

7　骨盤上下運動

**左右交互に
20回**

1　脚を少し開いて立ち、腰に手をあてる

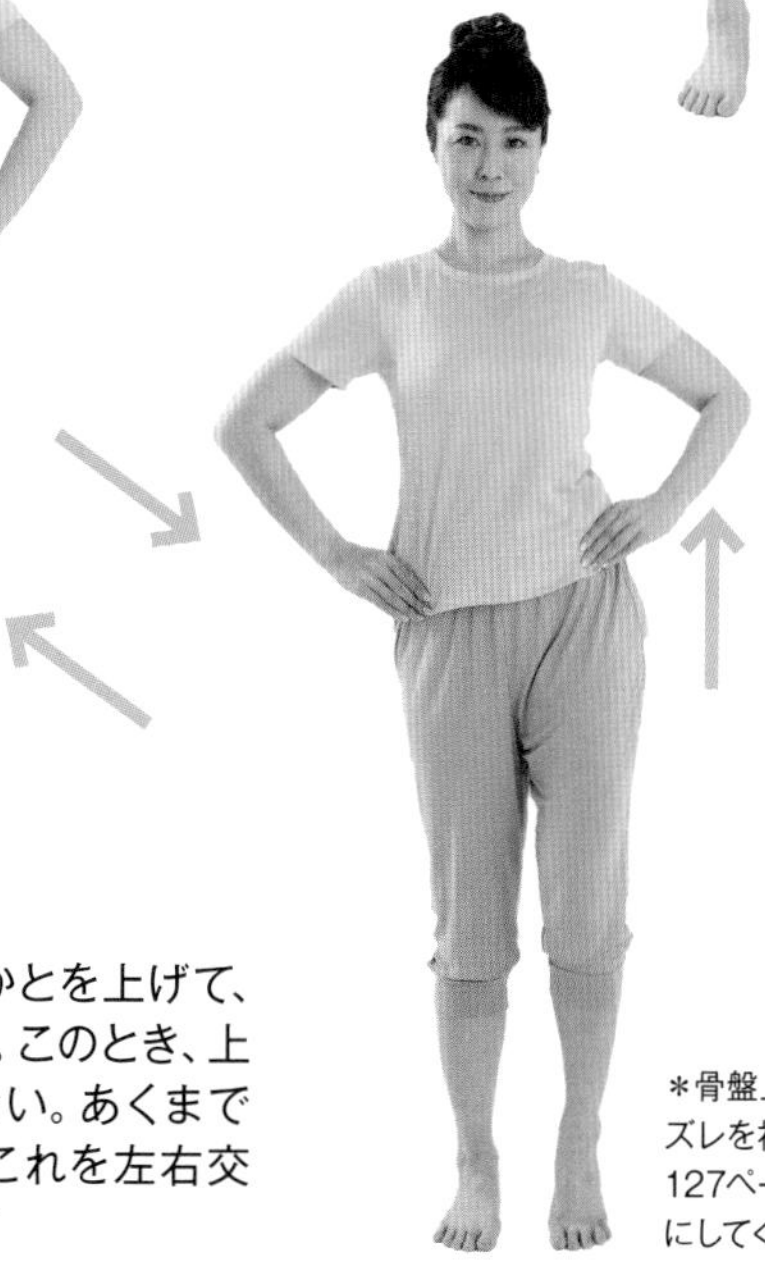

2　1の姿勢から、かかとを上げて、骨盤を持ち上げる。このとき、上体や腰は動かさない。あくまで骨盤の上下のみ。これを左右交互に20回繰り返す

＊骨盤上下運動は骨盤のズレを補正する運動。127ページの説明も参考にしてください

梨状筋症候群が改善する運動

股関節外旋筋（股関節を外側に回転させる筋肉）である梨状筋は、内旋（内側に回転）することによってストレッチされます

梨状筋症候群の運動はこのステップで！

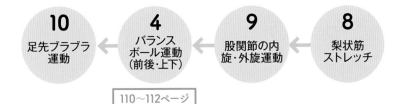

8 梨状筋ストレッチ → 9 股関節の内旋・外旋運動 → 4 バランスボール運動（前後・上下） → 10 足先ブラブラ運動

110〜112ページ

8 梨状筋ストレッチ

1 お尻を床につけて、両脚を開き、手は後ろにつく

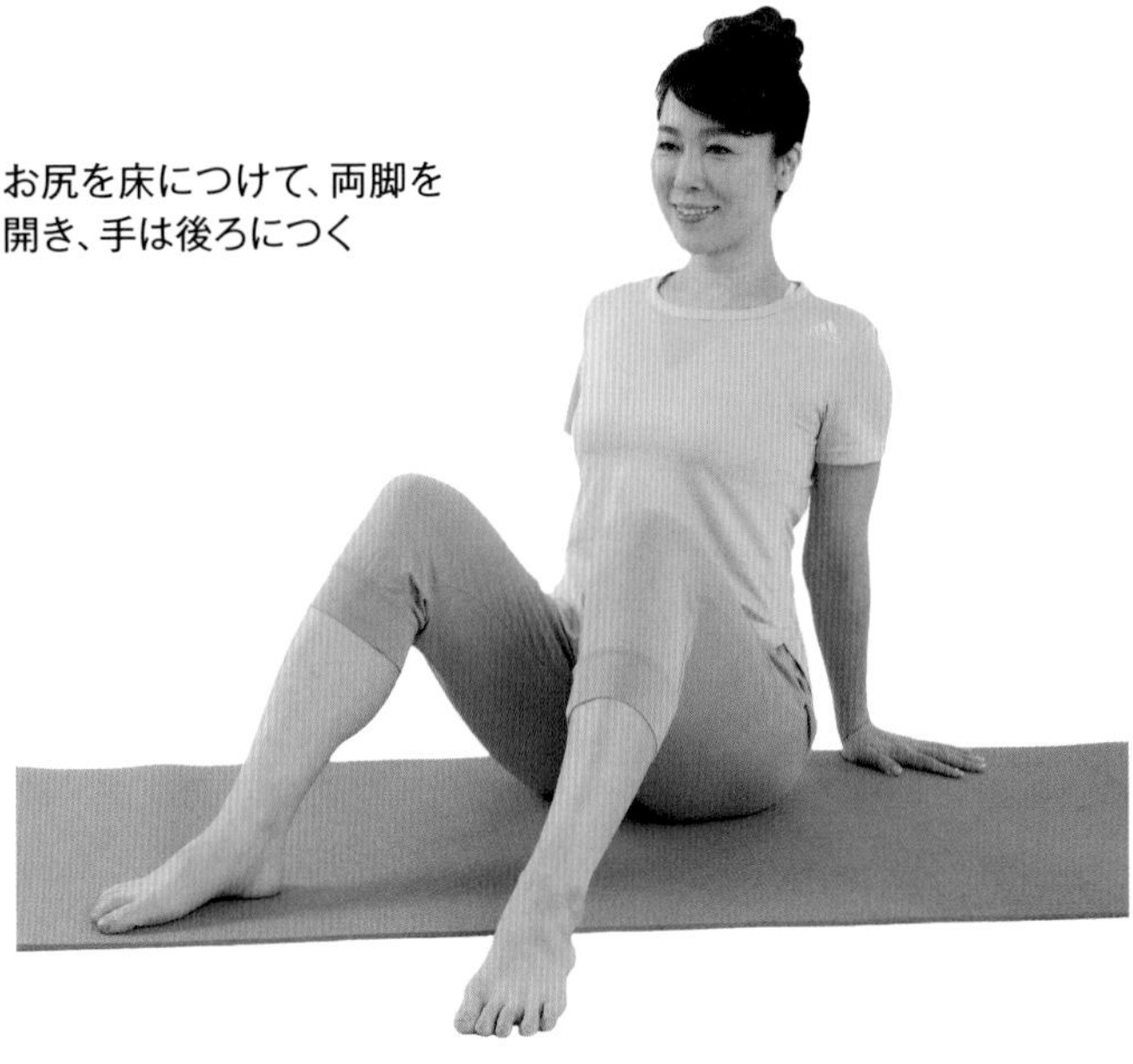

10秒キープして10回

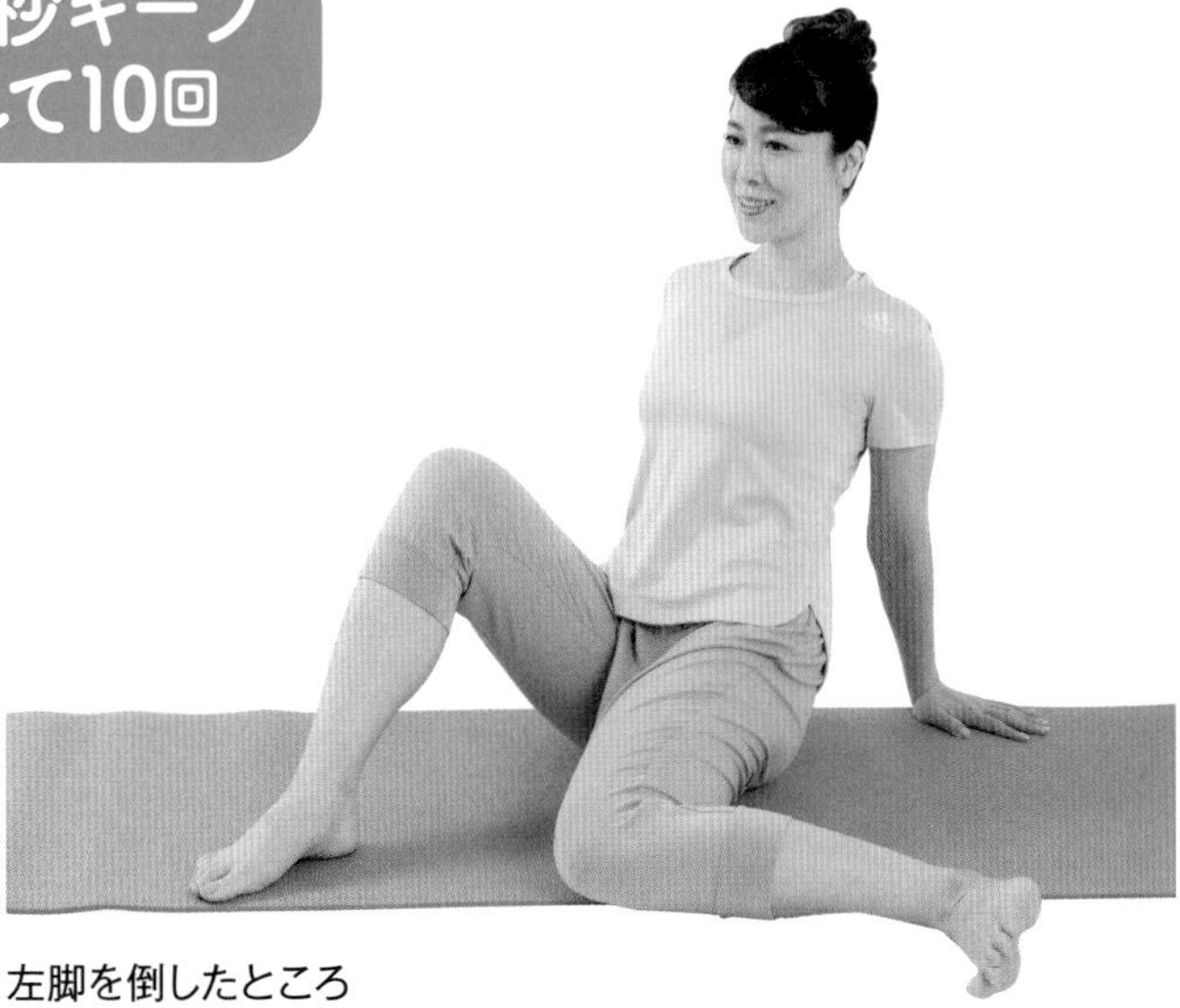

左脚を倒したところ

2 1の姿勢から、痛みやしびれのあるほうの脚を内側に倒す。10秒キープし、これを10回繰り返す

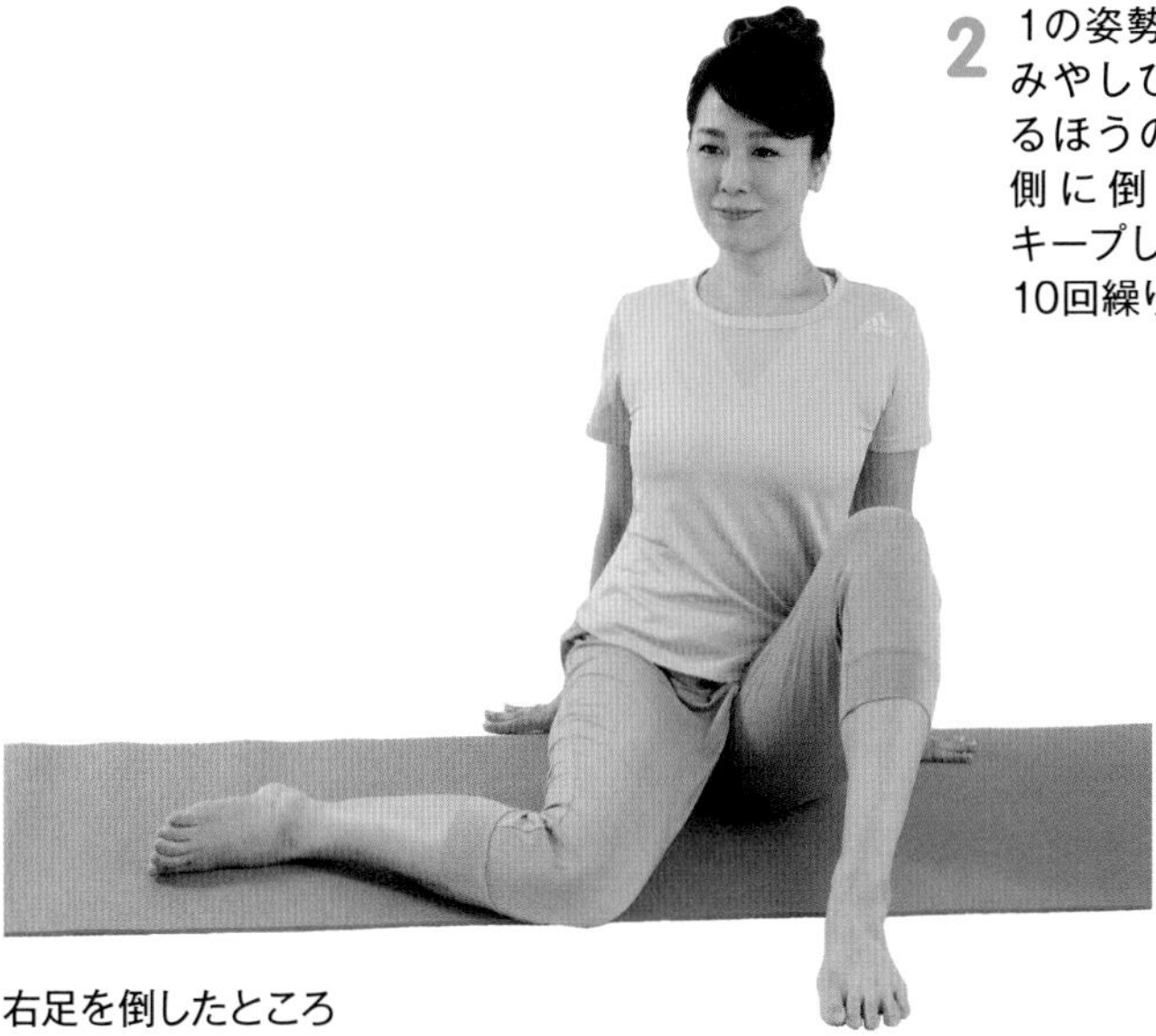

右足を倒したところ

9　股関節の内旋・外旋運動

太ももの裏側の筋肉(ハムストリングス)をストレッチします

1　痛みやしびれのあるほうの梨状筋の部分(28ページ)にテニスボールを置いて、イスに座る

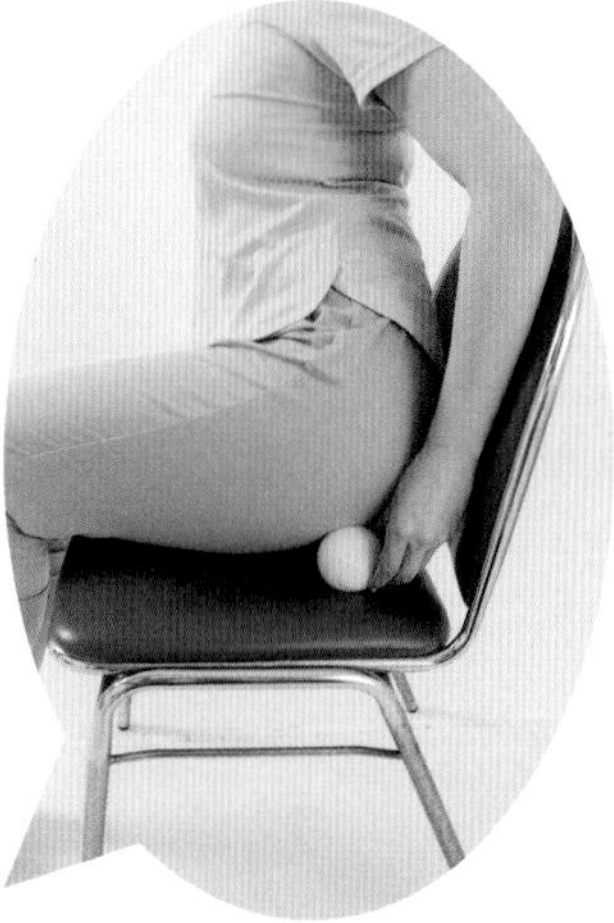

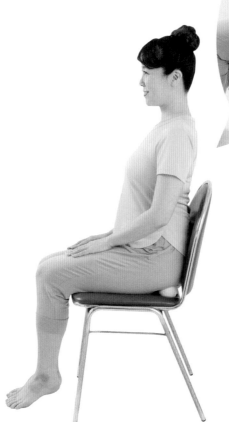

硬式テニスボールを使う

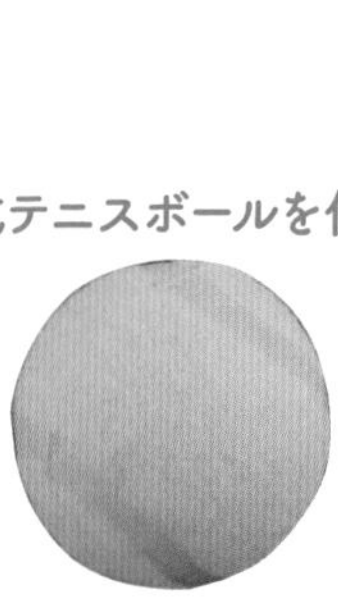

使うのは硬式テニスボール。スポーツ用品店やコンビニ、ネットでも購入できる

10秒キープで10往復

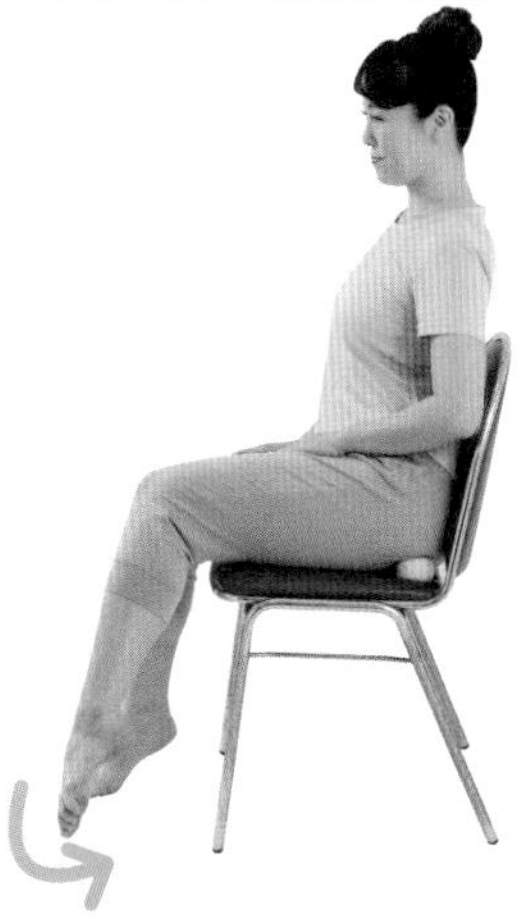

内旋を横から見たところ

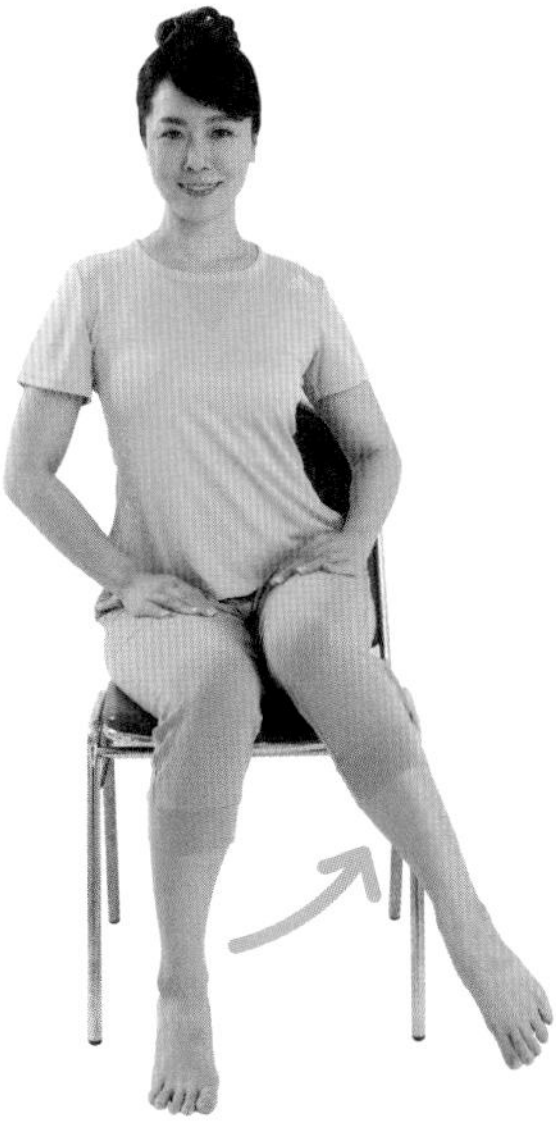

内旋を前から見たところ

2 1の姿勢から、テニスボールを置いた脚の内旋（太ももが外に向くようにねじる）し、10秒キープ。次に、外旋（太ももが内に向くようにねじる）し、10秒キープ。これを10往復する

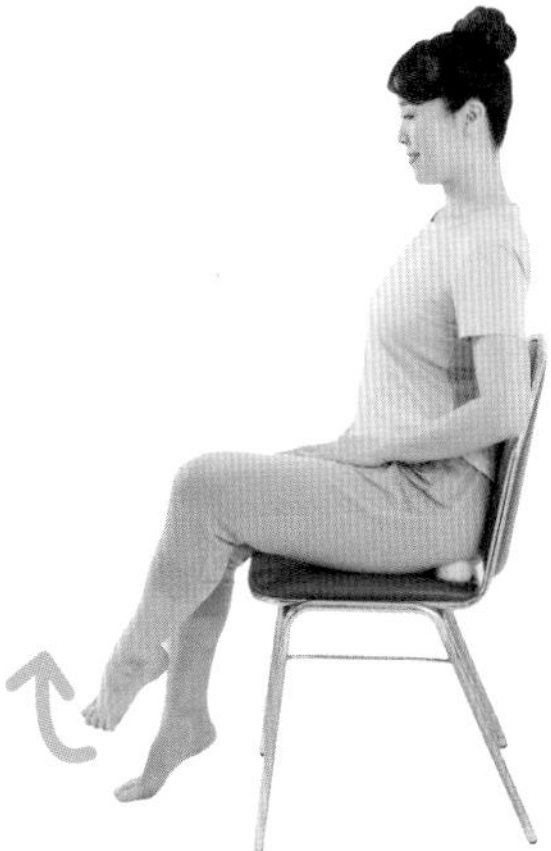

外旋を横から見たところ

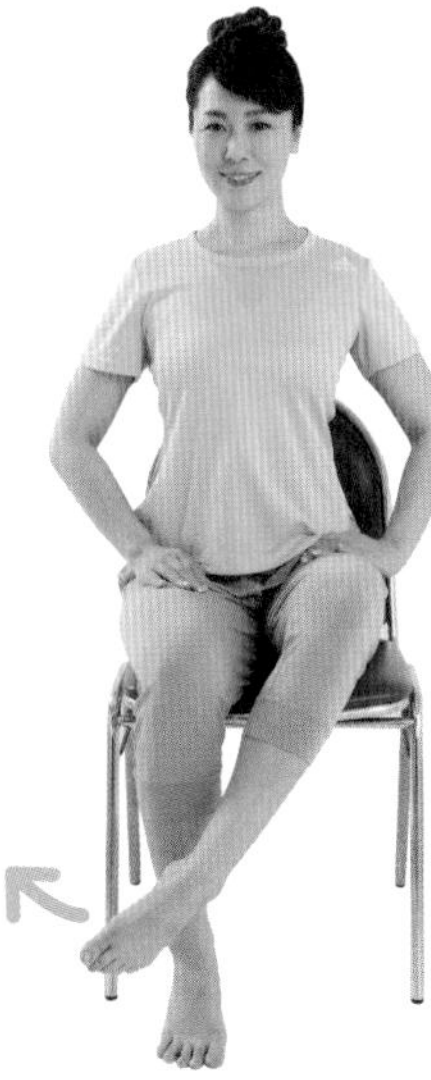

外旋を前から見たところ

＊内旋は脚が外に向かい、外旋は脚が内に向かうがこれで正しい。太ももを軸にして外に回旋するのが「外旋」、内に回すのが「内旋」

10 足先ブラブラ運動

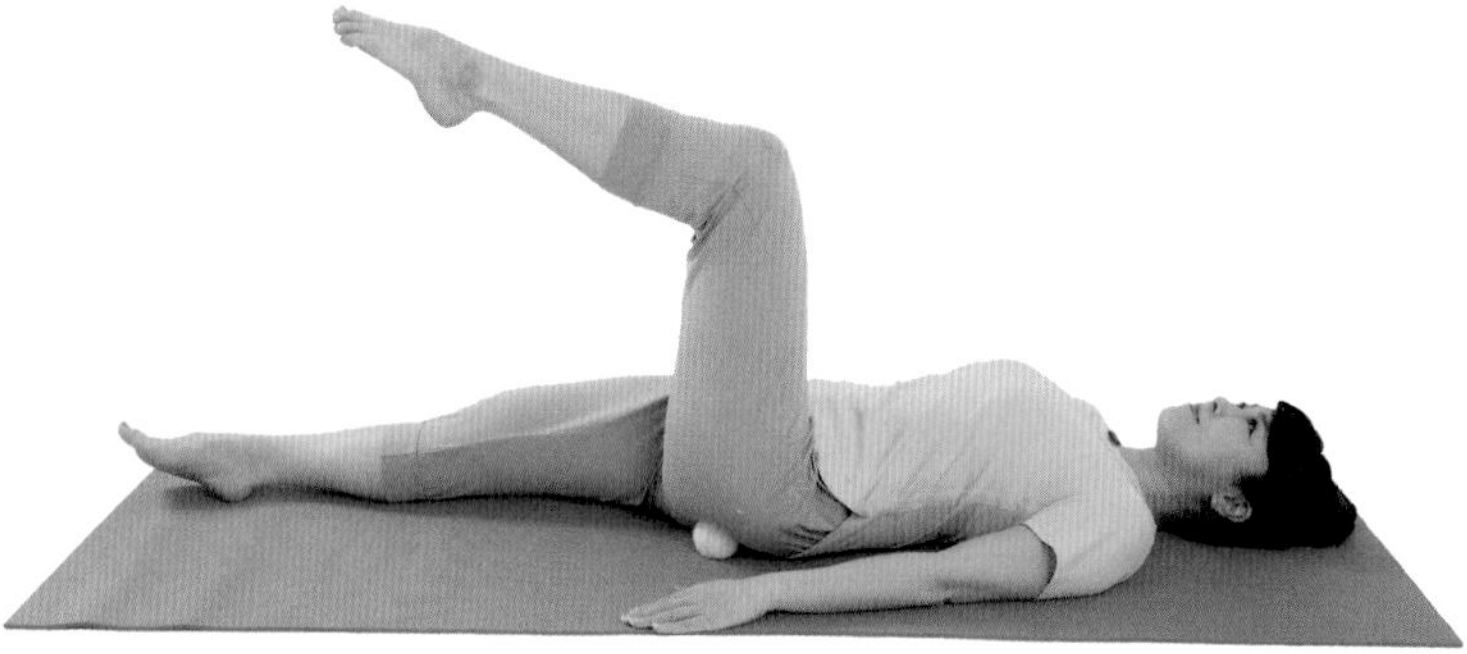

1 痛みやしびれのあるほうの梨状筋の部分（28ページ）にテニスボールを置き、床にあおむけに寝て、ひざを約90度に曲げる

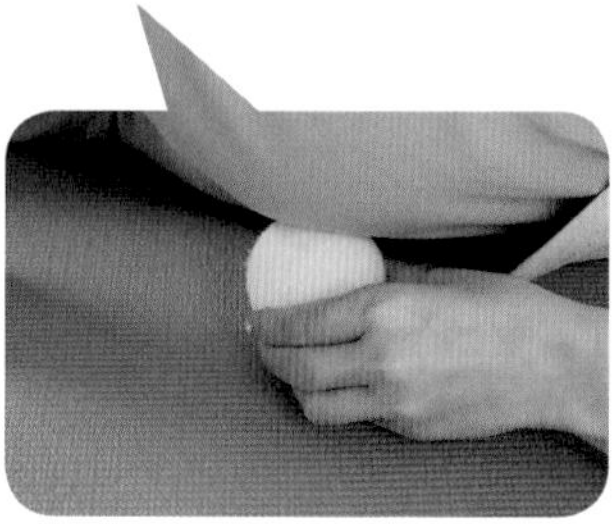

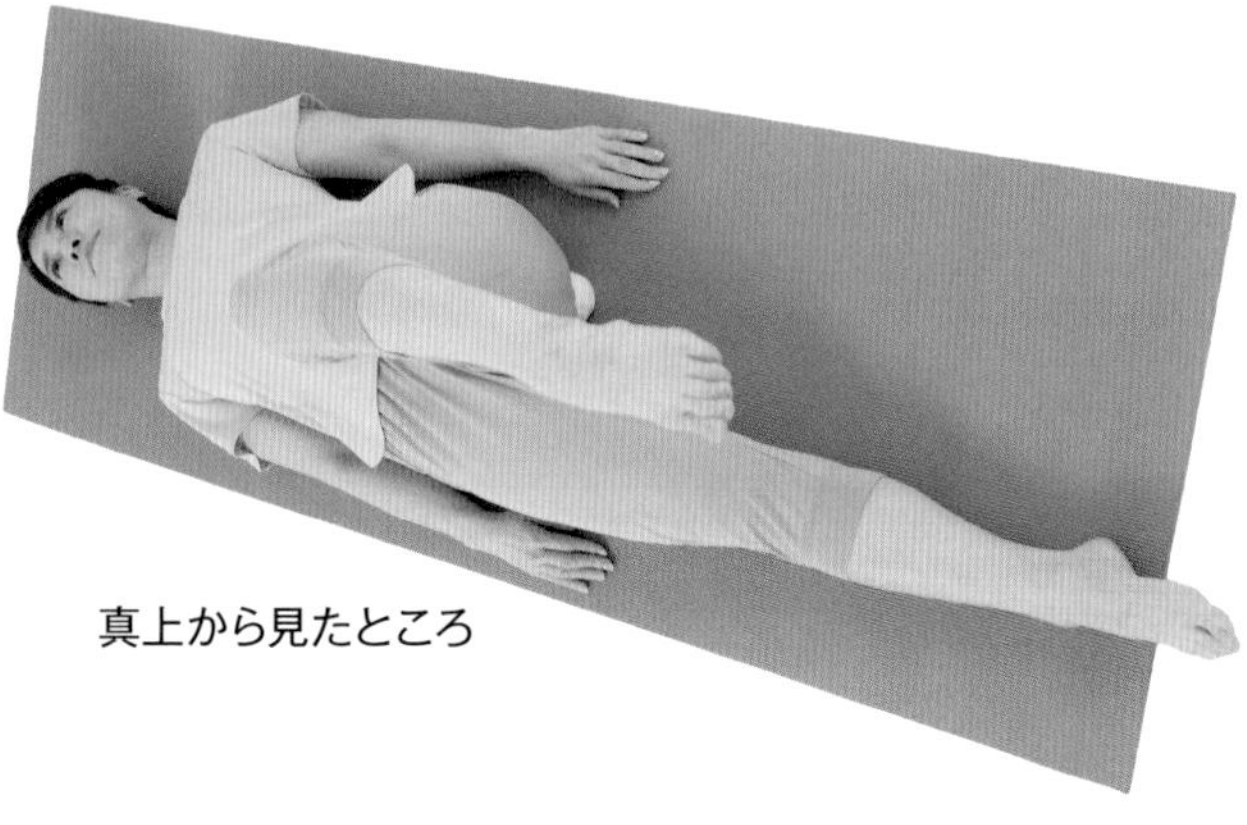

真上から見たところ

内旋を10回

2 1の姿勢から、脚をブラブラ動かすように、軽く股関節の内旋を繰り返す。かなり痛いので、10回くらいを目安に

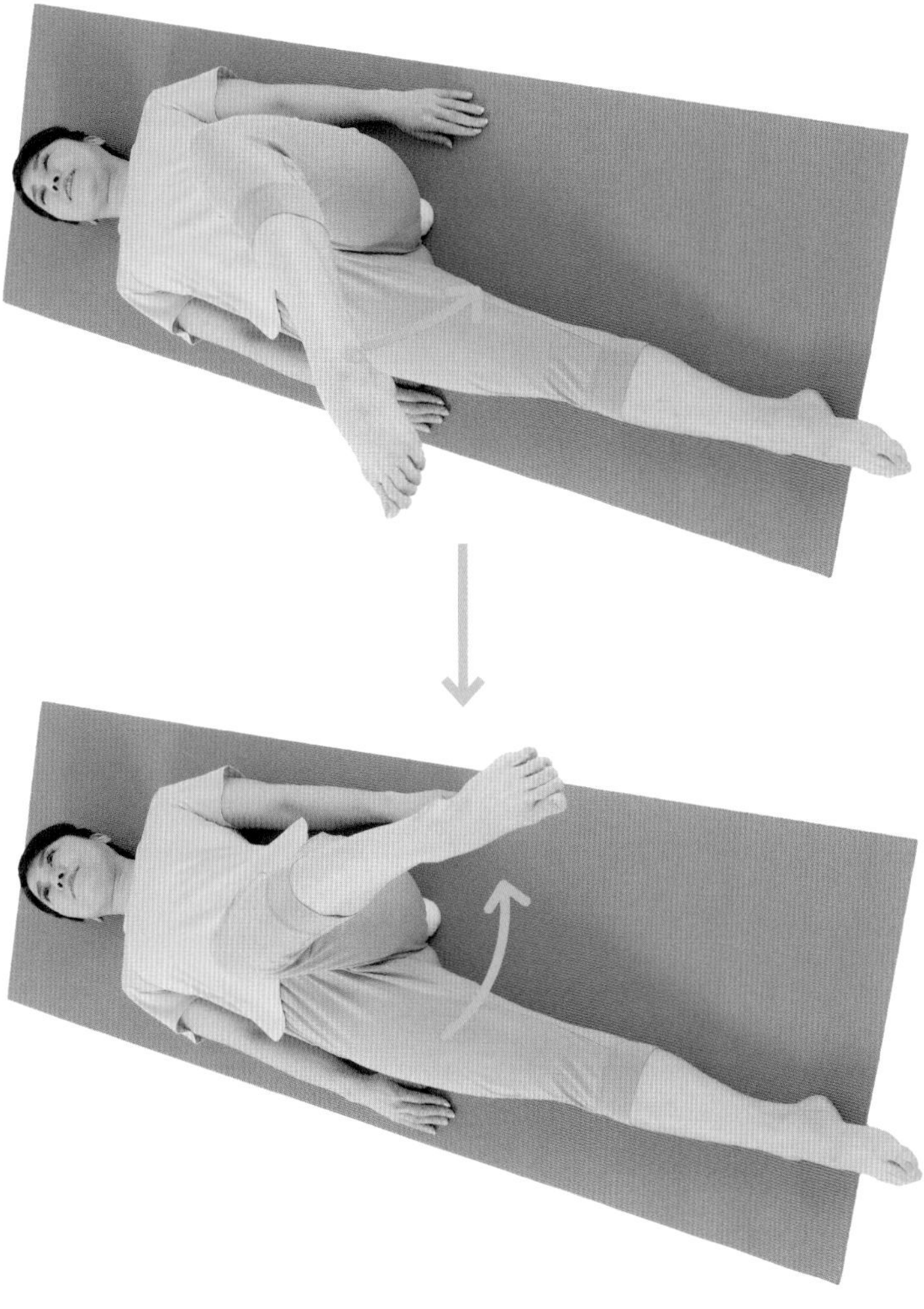

中殿筋障害が改善する運動

股関節外転筋（股関節を外側に回転させる筋肉）である中殿筋は、内旋（内側に回転と内転）することによってストレッチされます

中殿筋障害の運動はこのステップで！

13 中殿筋ボールコロコロ ← **12** 股関節の外転運動 ← **4** バランスボール運動（前後・上下） ← **11** 殿筋ストレッチ

110～112ページ

11 殿筋ストレッチ

1 痛みやしびれのあるほうの脚（写真は右脚）のひざを前に90度に曲げ、もう一方の脚は後に90度に曲げて座る

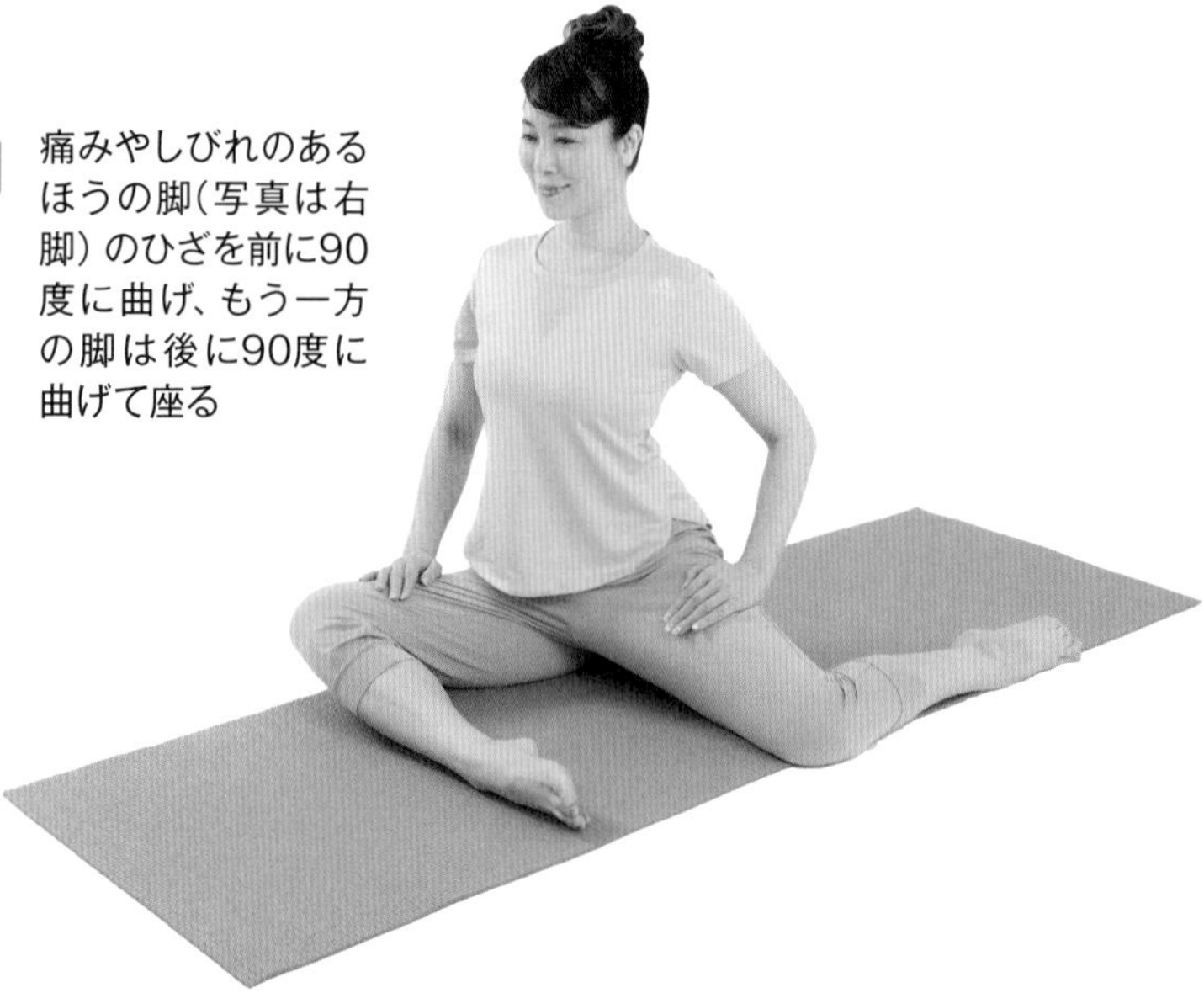

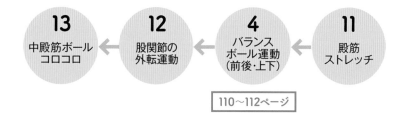

10秒キープを10回

2 1の姿勢から、上半身を前に倒せるだけ倒していく。倒しきったら、10秒キープ。これを10回繰り返す

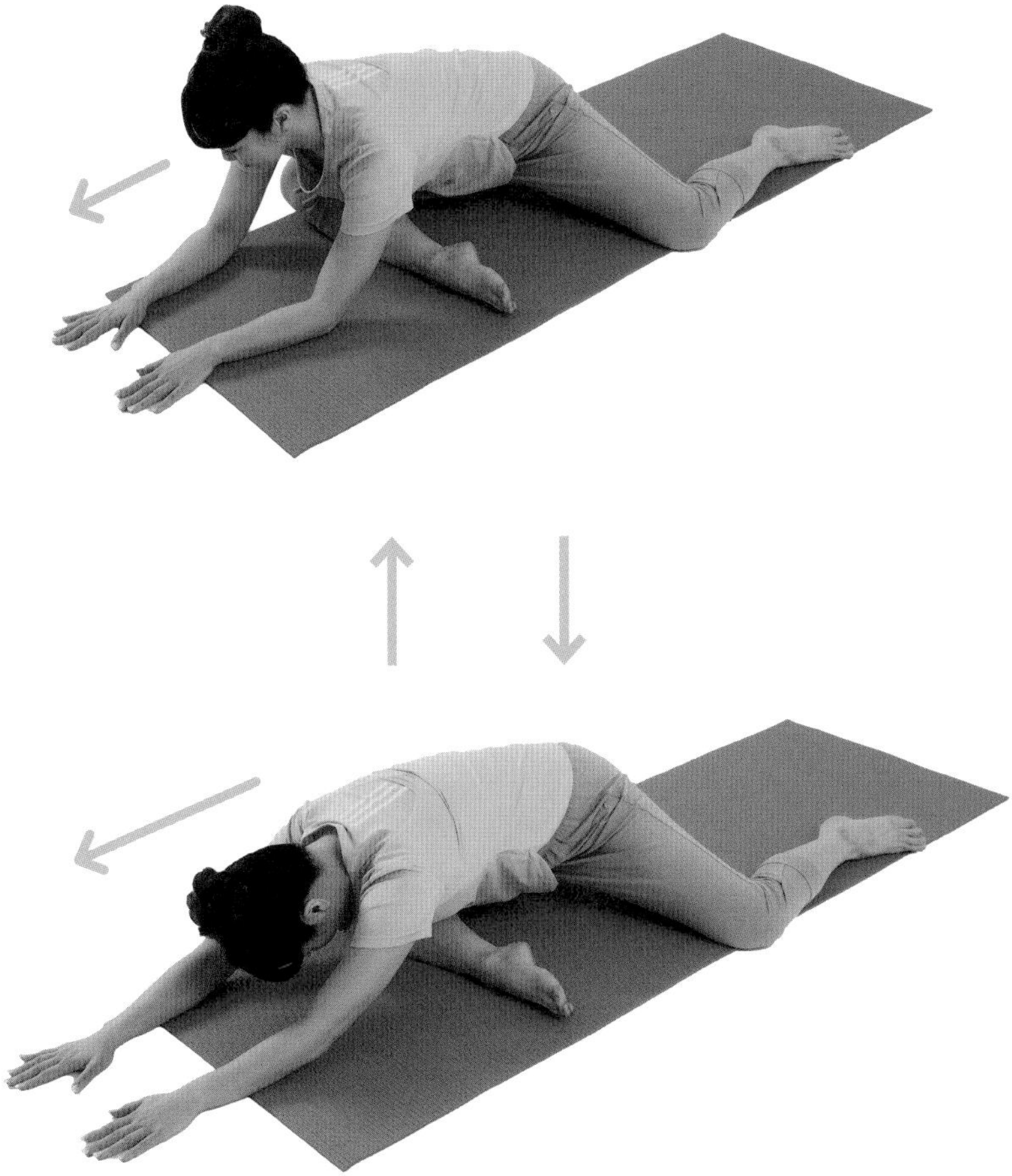

12 股関節の外転運動

お尻の外側の筋肉（中殿筋）を使って、股関節を外転させる（脚を体から離していく）運動

10回を目安に

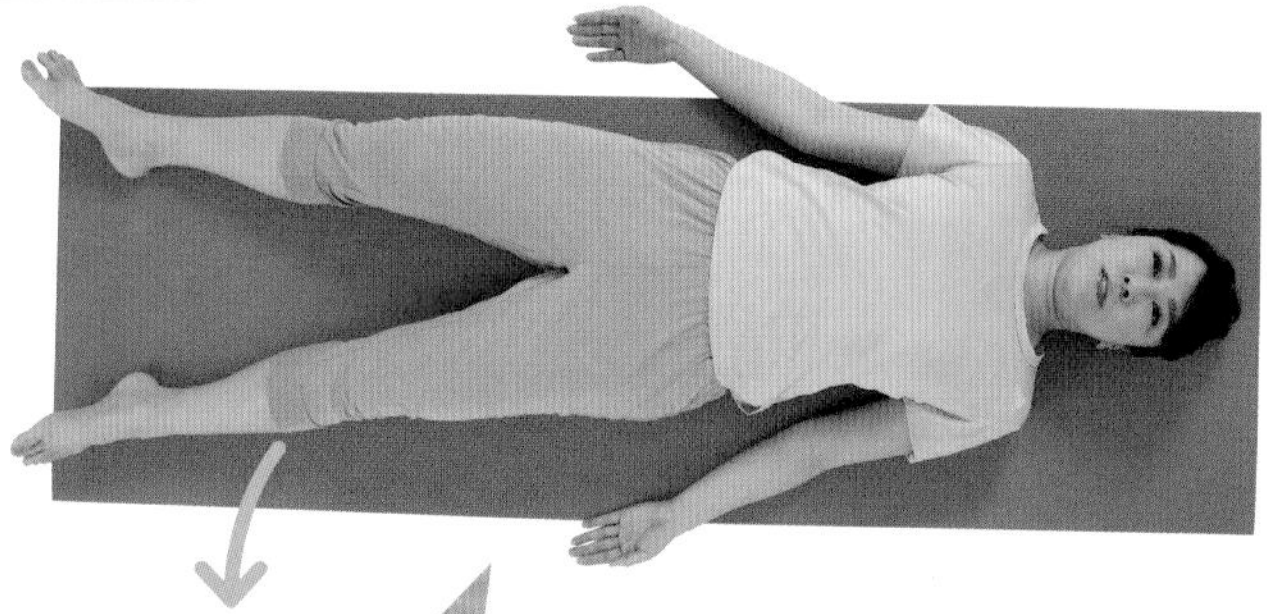

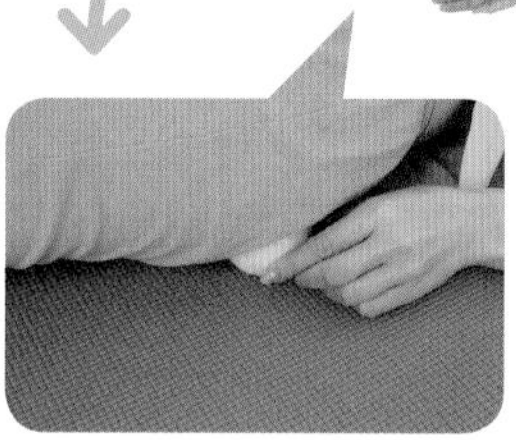

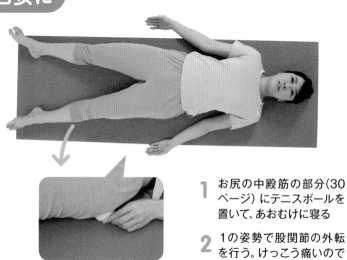

1 お尻の中殿筋の部分（30ページ）にテニスボールを置いて、あおむけに寝る

2 1の姿勢で股関節の外転を行う。けっこう痛いので10回程度を目安に

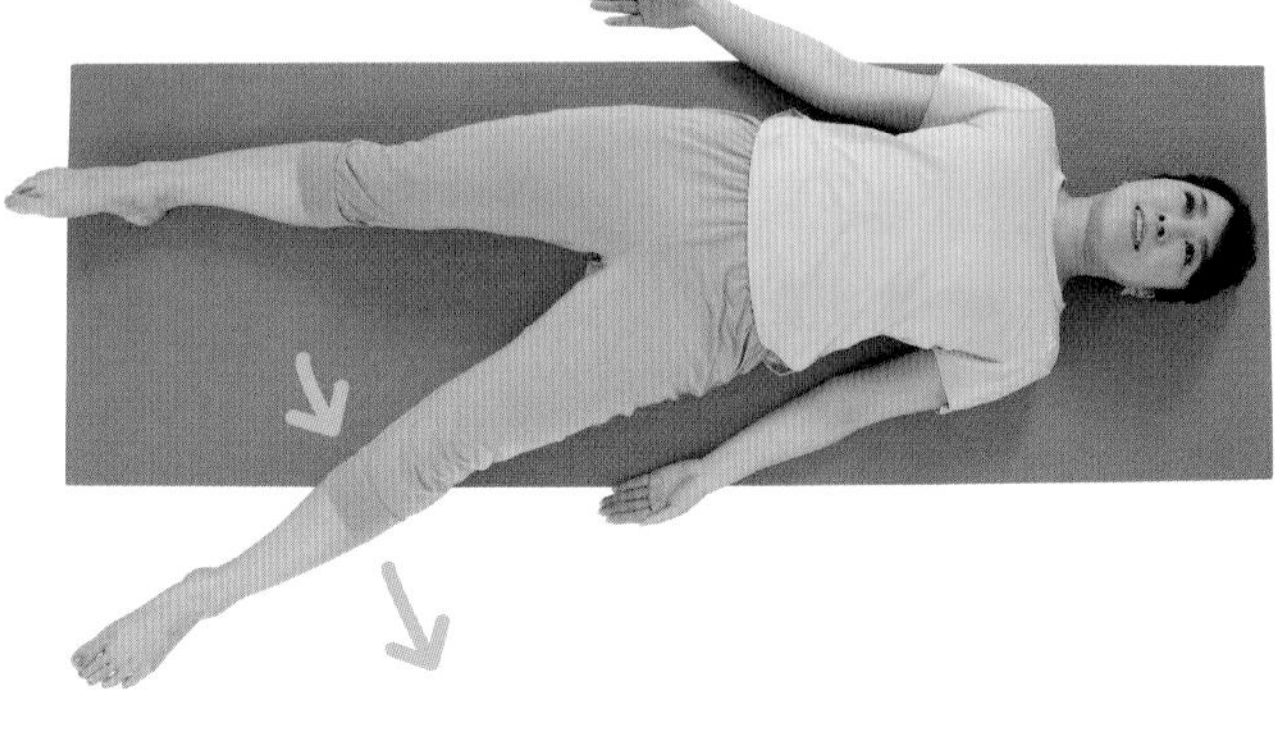

13　中殿筋ボールコロコロ

**5分
コロコロする**

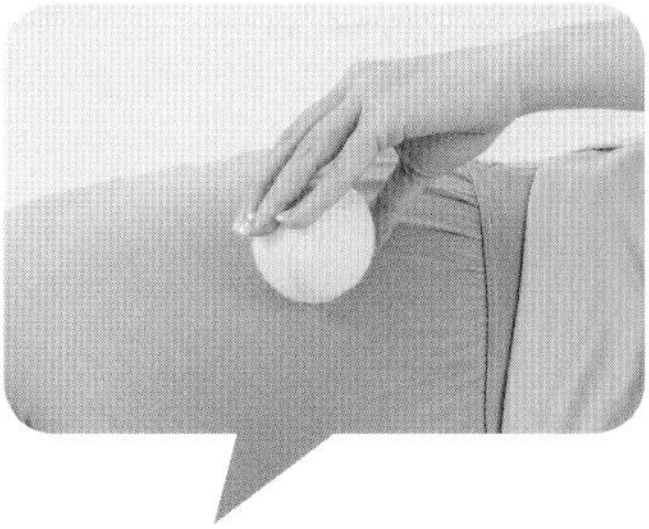

1　痛みやしびれのあるほうの脚を上にして、横向きに寝る。そして、テニスボールを手で持ち、中殿筋の部分（30ページ）にあてる

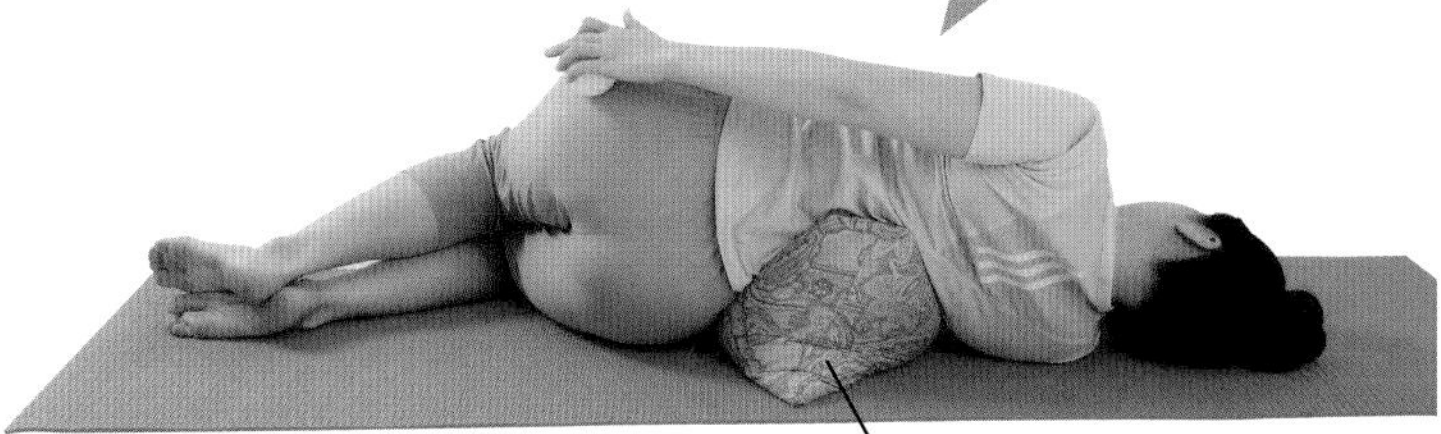

腰のくびれ部分に枕などを入れると、まわりの背筋も一緒にストレッチされる

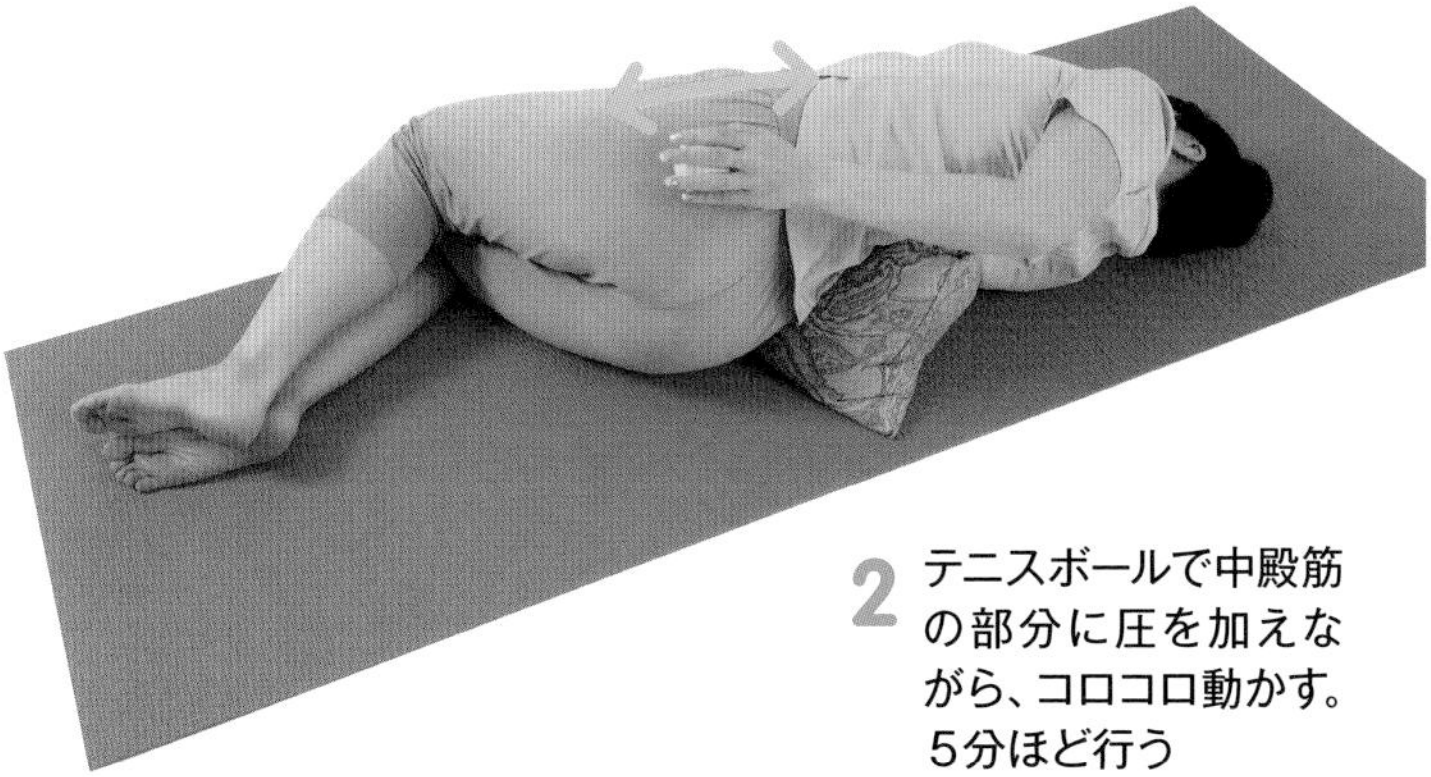

2　テニスボールで中殿筋の部分に圧を加えながら、コロコロ動かす。5分ほど行う

上殿皮神経障害を改善する運動

上殿皮神経障害は、ほとんどの症例で左右の骨盤（前上腸骨棘の高さ）にズレが見られるので、このズレを補正する運動を行う。広背筋ストレッチは骨盤の左右（前上腸骨棘）のズレを調整。バランスボールの前後運動は骨盤（完骨）のズレを調整し、上下運動でお尻の周囲の筋力をつけて姿勢をよくする

上殿皮神経障害の運動はこのステップで！

7
骨盤上下運動

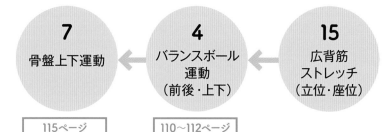

4
バランスボール
運動
（前後・上下）

15
広背筋
ストレッチ
（立位・座位）

115ページ

110〜112ページ

15 広背筋ストレッチ（立位）

左右
10秒キープ

1 脚をそろえて立ち、左手で右手首をつかみ、引っ張るようにして、上体を傾けるようにして、グーッと伸ばす。伸ばしきったら、10秒キープ

2 1と同じように、右手で左手首をつかみ、引っ張るようにして、上体を傾けるようにして、グーッと伸ばす。伸ばしきったら、10秒キープ

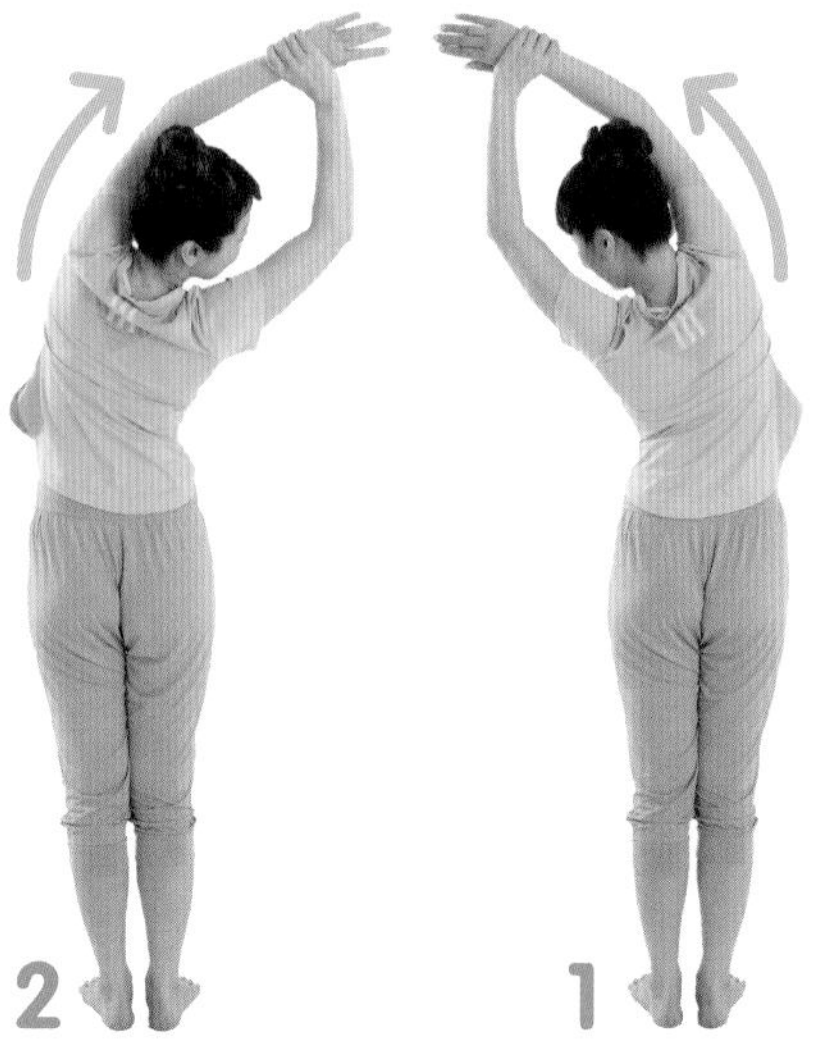

15 広背筋ストレッチ（座位）

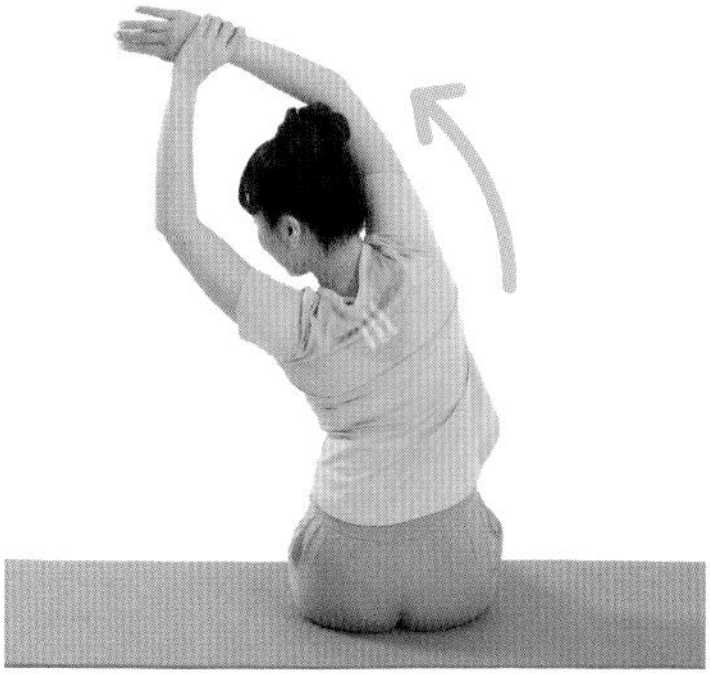

1 床に座って、脚を伸ばし、左手で右手首をつかみ、引っ張るようにして、上体を傾けるようにして、グーッと伸ばす。伸ばしきったら、10秒キープ

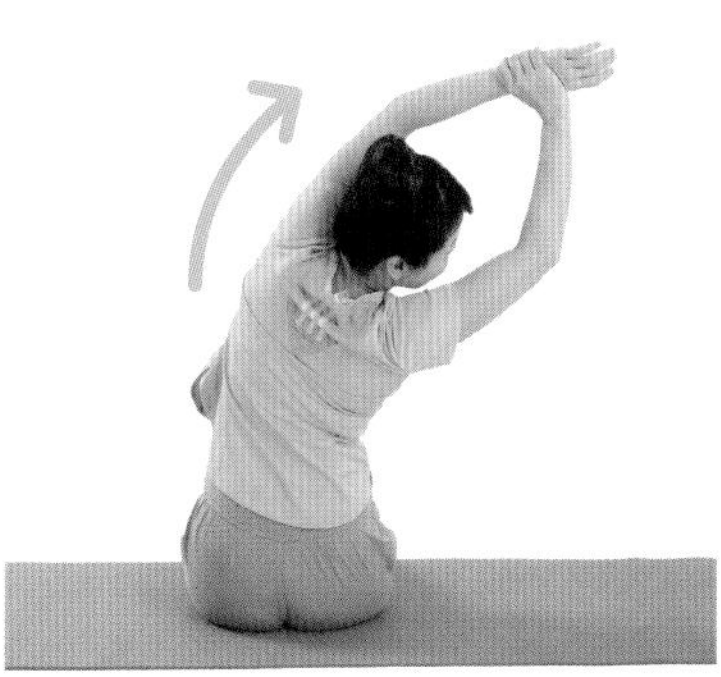

2 1と同じように、右手で左手首をつかみ、引っ張るようにして、上体を傾けるようにして、グーッと伸ばす。伸ばしきったら、10秒キープ

左右
10秒キープ

骨盤（前上腸骨棘）のズレとは？

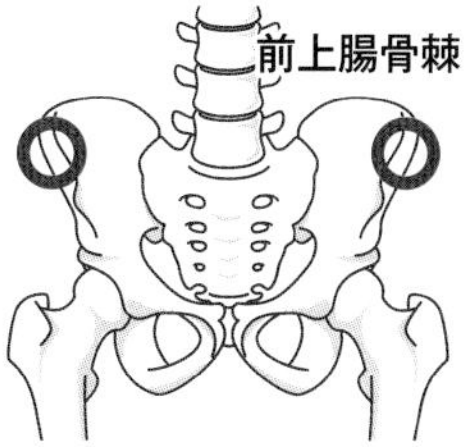

骨盤のズレの例

右骨盤が姿勢異常により少し上がっている

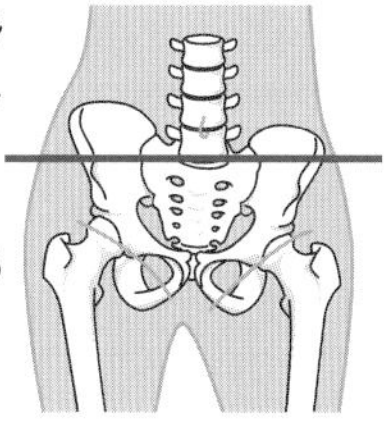

骨盤のズレがある場合が多い

脚の長さの違いでもわかる

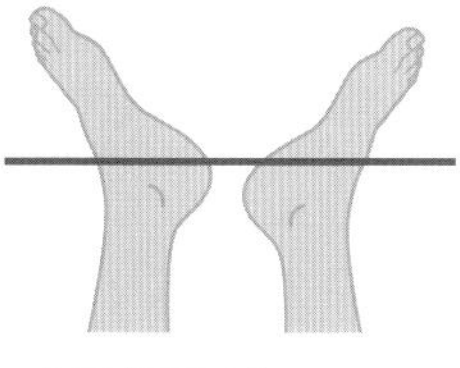

右足が短くなっている

仙腸関節障害を改善する運動

仙腸関節障害の運動はこのステップで！

アウトフレアー

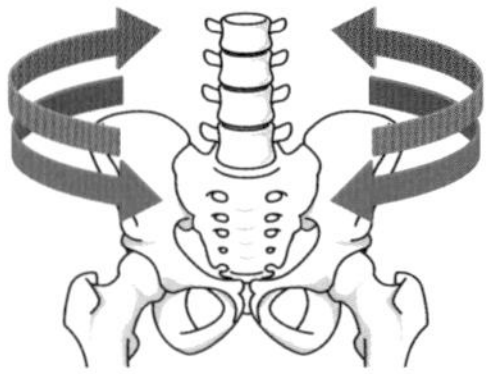

インフレアー

4
バランスボール運動（前後・上下）

←

16
仙腸関節のズレを正す運動

110〜112ページ

16 仙腸関節のズレを正す運動

仙腸関節障害は仙骨と骨盤（腸骨）の微細なズレによって痛みが出る。ズレには「アウトフレアー」と「インフレアー」の2タイプある（上図参照）。また、腰椎の影響で上下のズレが起こることもある。仙腸関節障害と診断され、自分がアウトフレアーかインフレアーかわかっている人が行うこと

最初の姿勢

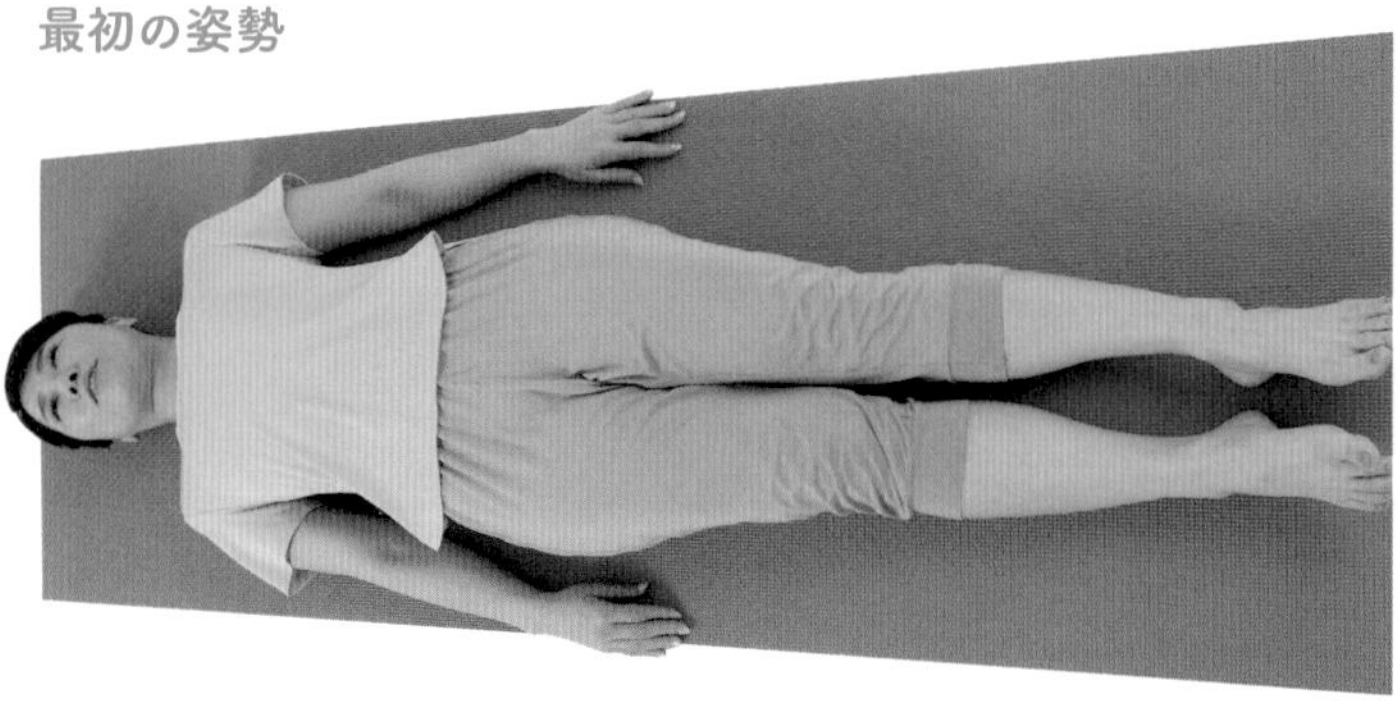

あおむけに寝る

アウトフレアーの場合

10秒キープを10回

最初の姿勢から痛いほうの脚を床に押しつける（アウトフレアーにする）。写真のように手を使って押しつけてもよい。これを10秒キープし、10回繰り返す

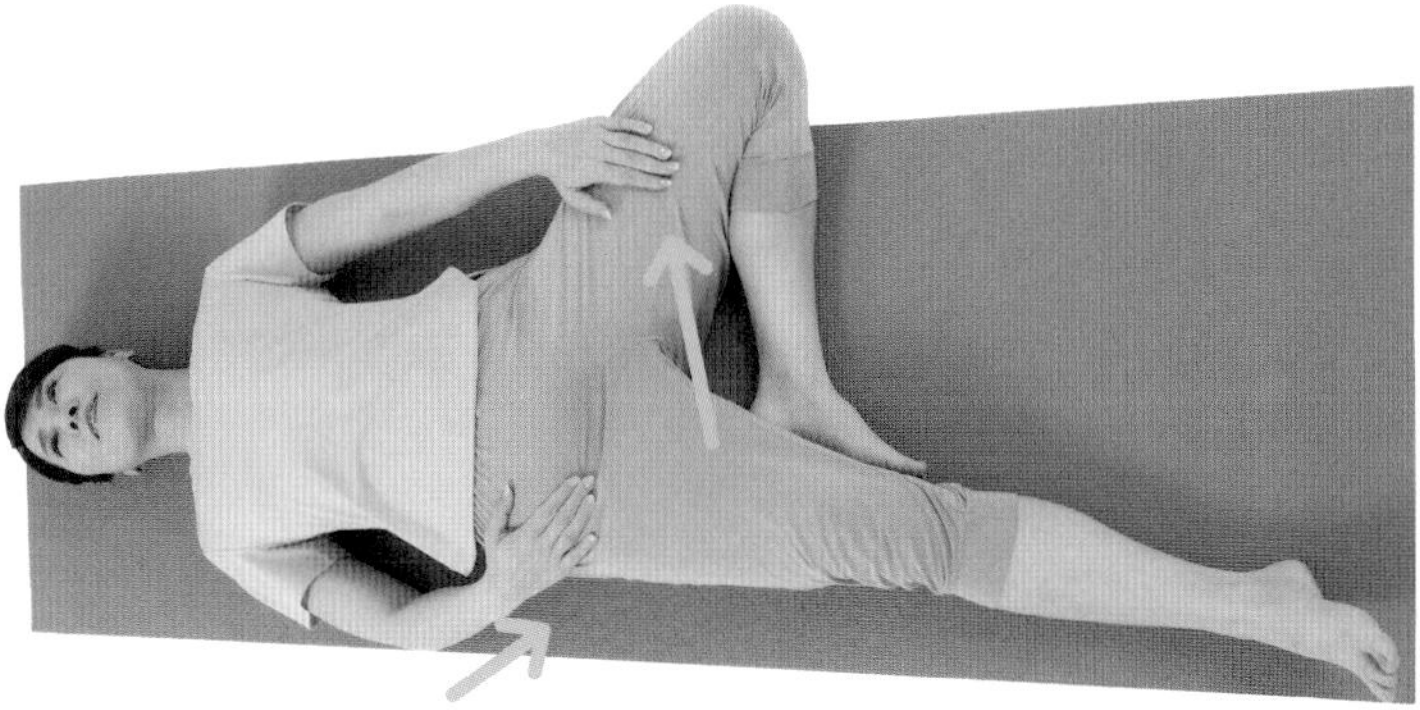

右脚が痛い人

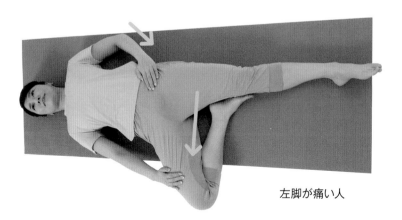

左脚が痛い人

インフレアーの場合

10秒キープを10回

最初の姿勢から痛いほうの脚を床から骨盤が離れないように意識しながら、手で股関節を内側に曲げる（インフレアーにする）

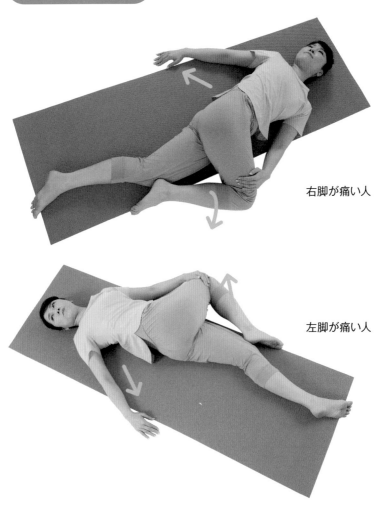

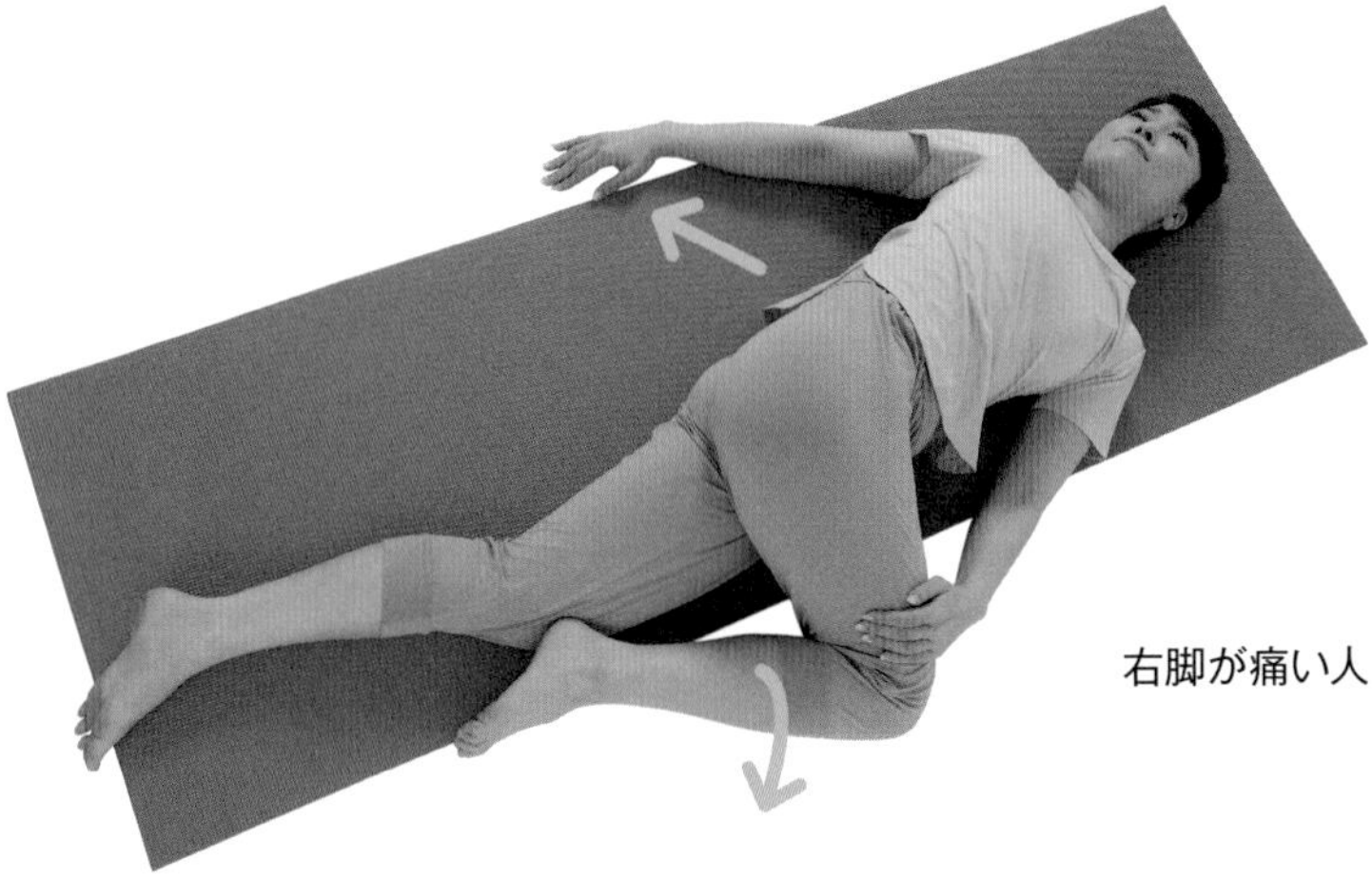

右脚が痛い人

左脚が痛い人

背中の筋肉の緊張をとる運動

腰痛や坐骨神経痛の原因の1つに、背骨(脊柱）のまわりの筋肉(傍脊柱筋《ぼうせきちゅうきん》）の緊張があります。背中の筋緊張が増して、ガチガチに硬くなると、2次的な痛みを引き起こすこともあります。これを改善する運動です

背中の筋肉の緊張をとる運動はこのステップで！

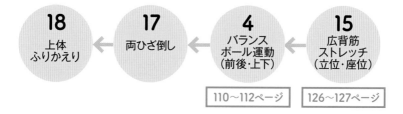

15 広背筋ストレッチ（立位・座位） → 4 バランスボール運動（前後・上下） → 17 両ひざ倒し → 18 上体ふりかえり

126〜127ページ
110〜112ページ

17 両ひざ倒し

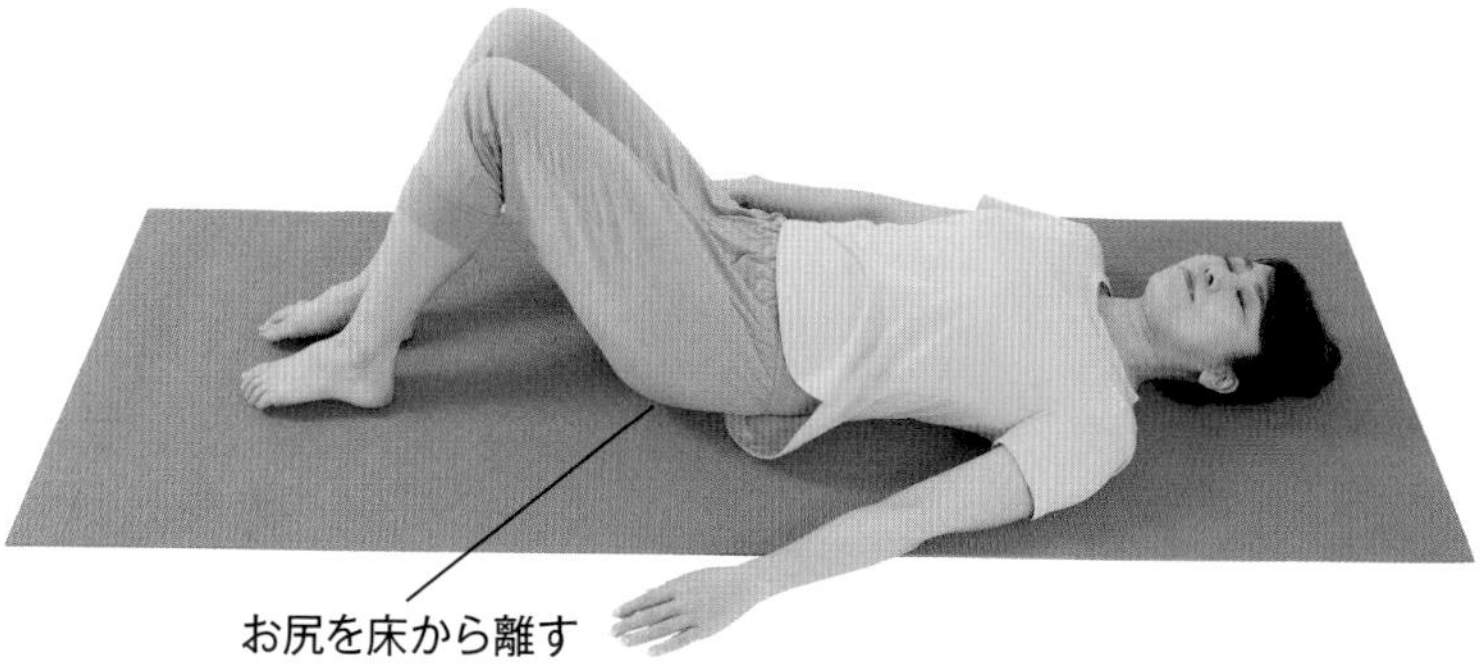

1 床にあおむけに寝て、両ひざをつけ、お尻を床から離す

左右
10秒キープを
20回

2 1の姿勢から、両ひざを右に倒して、10秒キープ。これを10回繰り返す

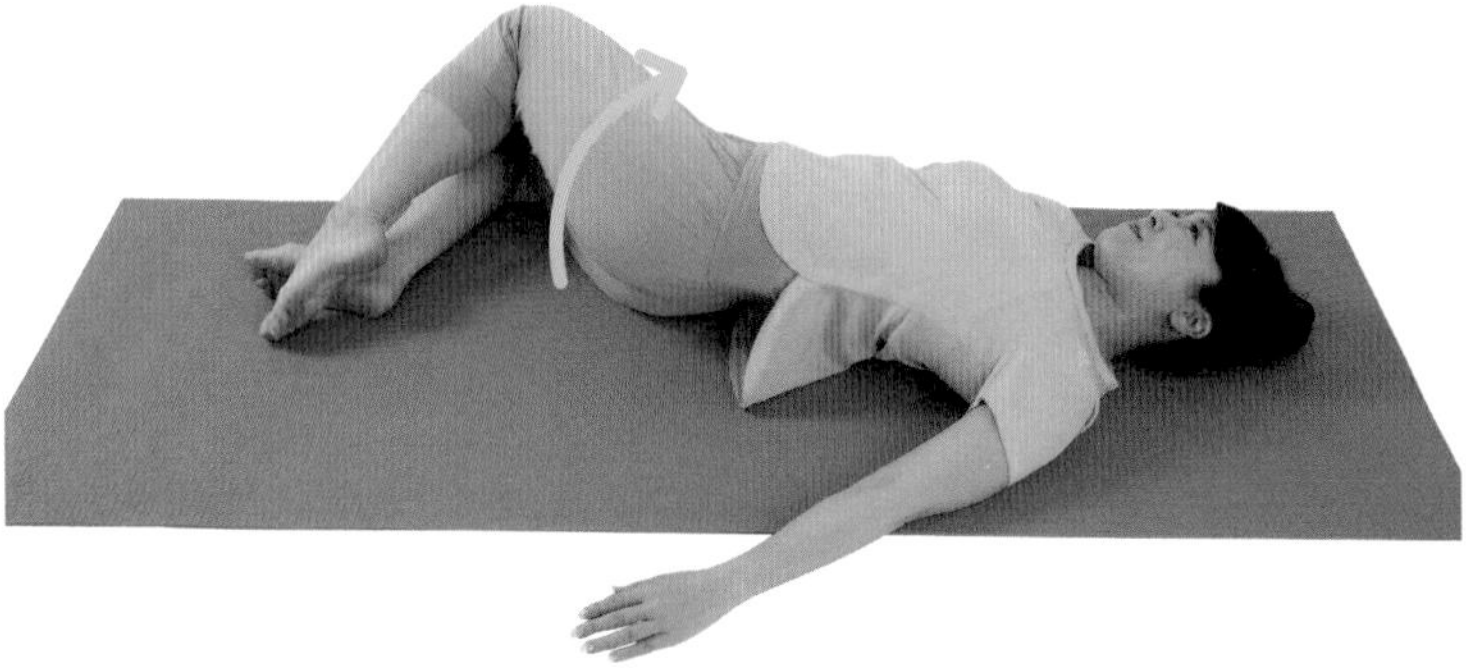

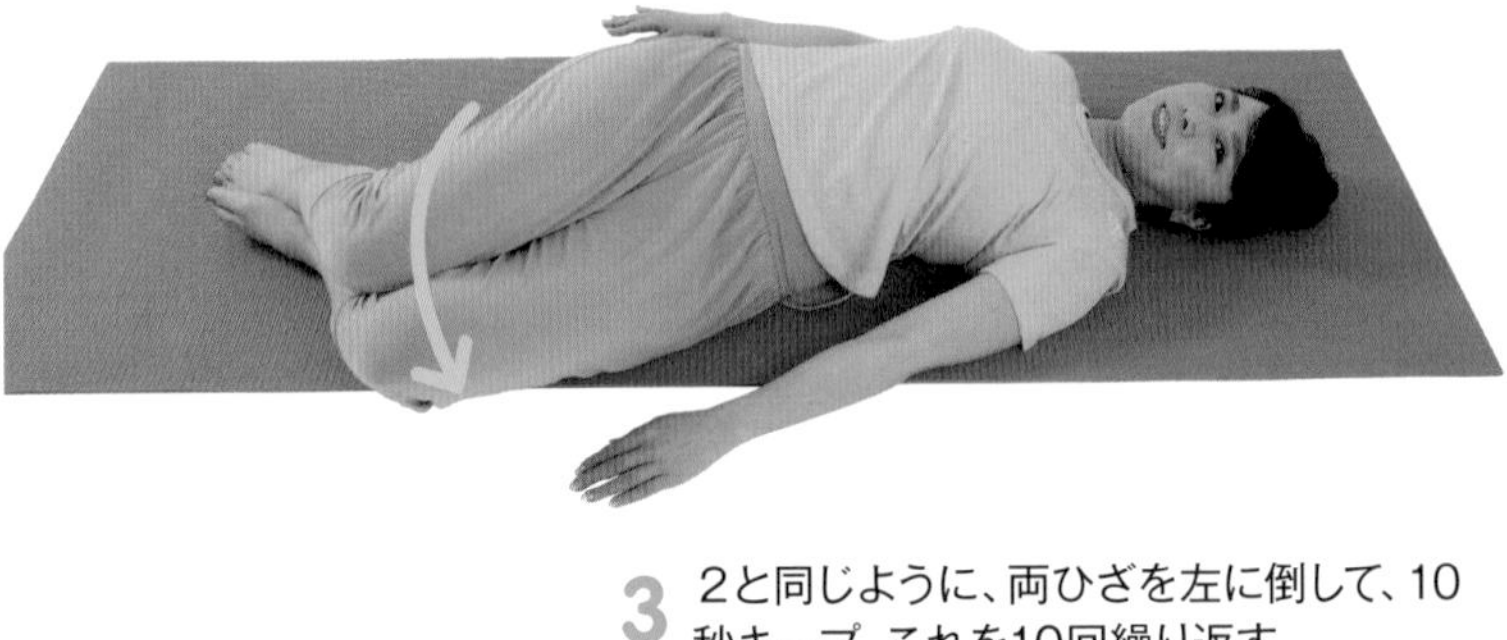

3 2と同じように、両ひざを左に倒して、10秒キープ。これを10回繰り返す

18 上体ふりかえり

1 うつぶせに寝て、痛みのない範囲で両手を床につくようにする。このときお腹は床にくっついていること。写真のように反れない場合は、ひじを床についてもよい

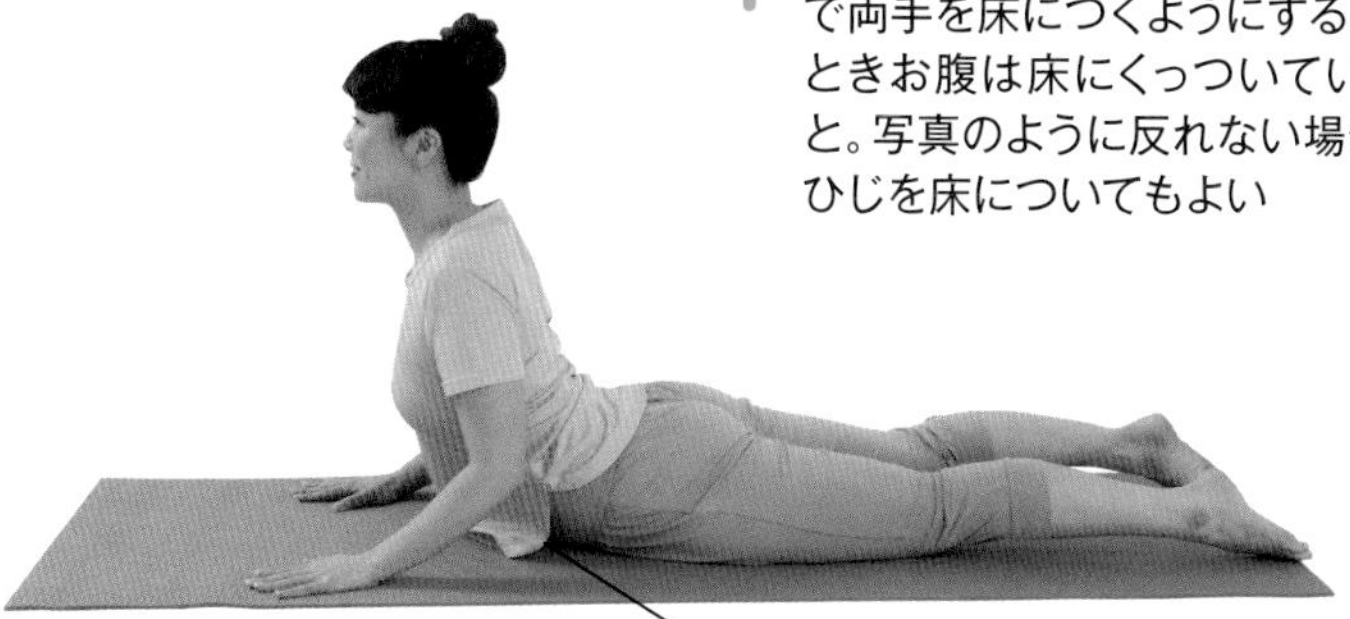

お腹を床につける

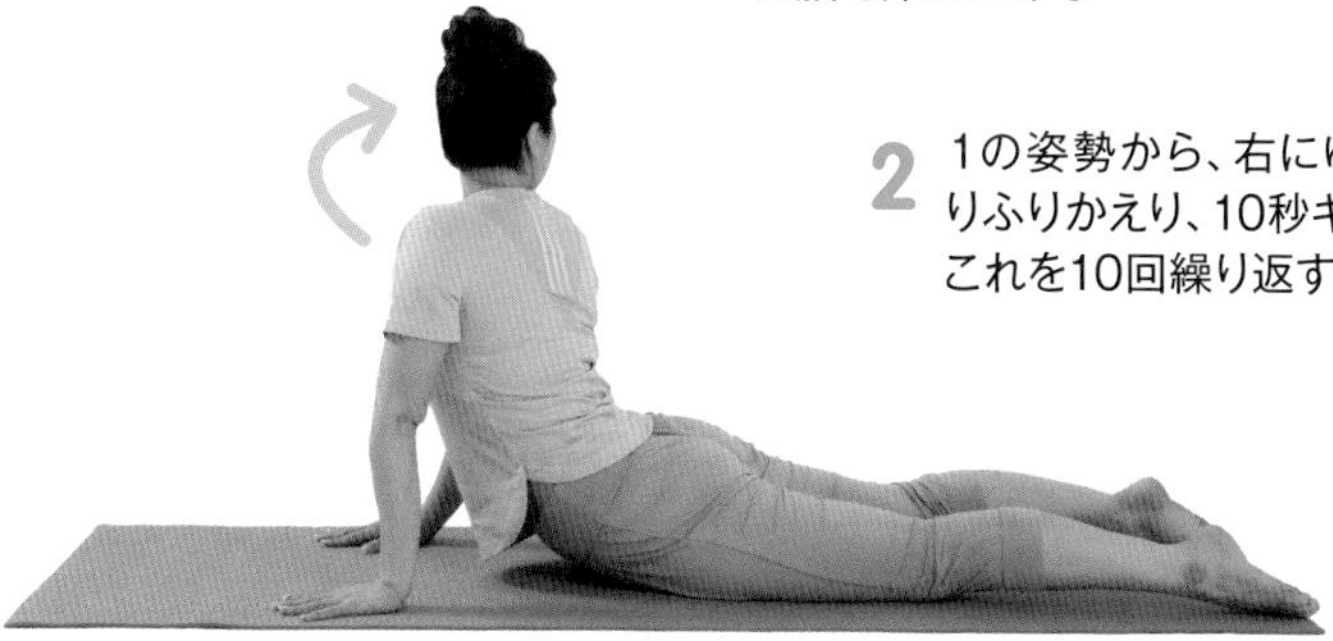

2 1の姿勢から、右にゆっくりふりかえり、10秒キープ。これを10回繰り返す

左右で10秒キープ20回

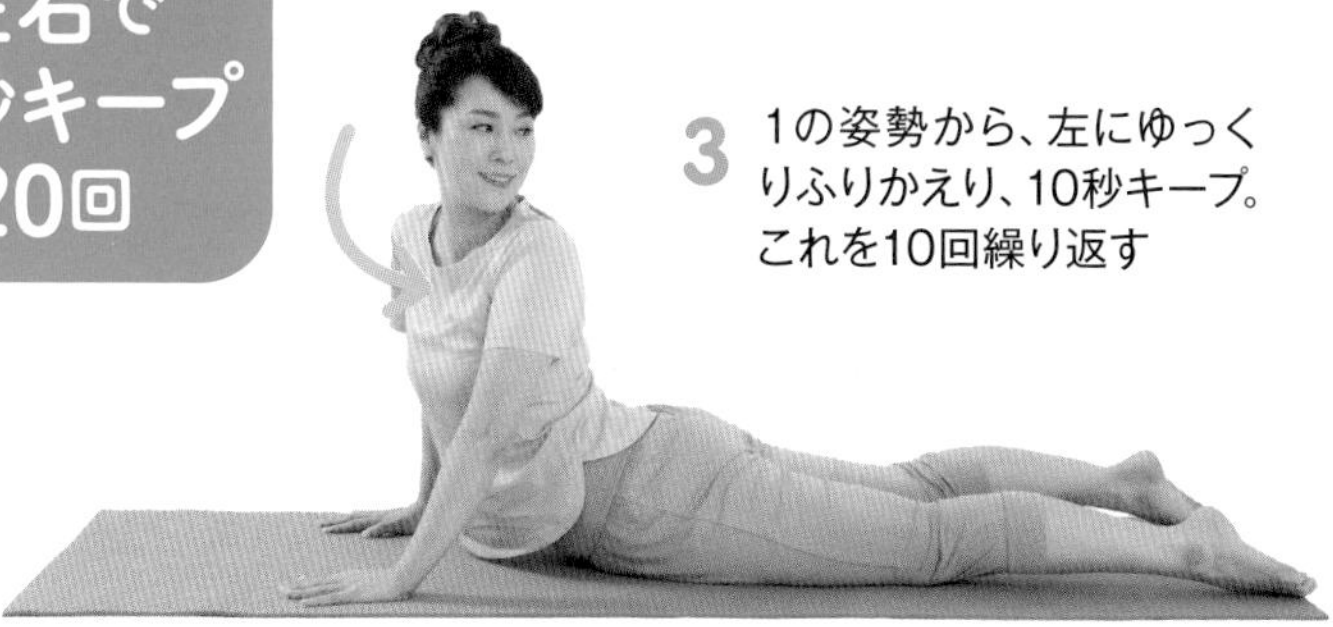

3 1の姿勢から、左にゆっくりふりかえり、10秒キープ。これを10回繰り返す

ふくらはぎの外側の痛みが改善する運動

ふくらはぎの外側の痛みには、さまざまな原因がありますが、その1つに、ひざ関節や足関節のゆがみ、硬さがあります。これを改善する方法をここでは紹介します

ふくらはぎの外側の痛みをとる運動はこのステップで！

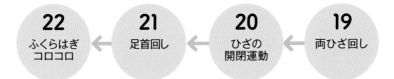

19 両ひざ回し → **20** ひざの開閉運動 → **21** 足首回し → **22** ふくらはぎコロコロ

19 両ひざ回し

1 両ひざをつけて立ち、ひざに手を置いて、ひざを曲げる

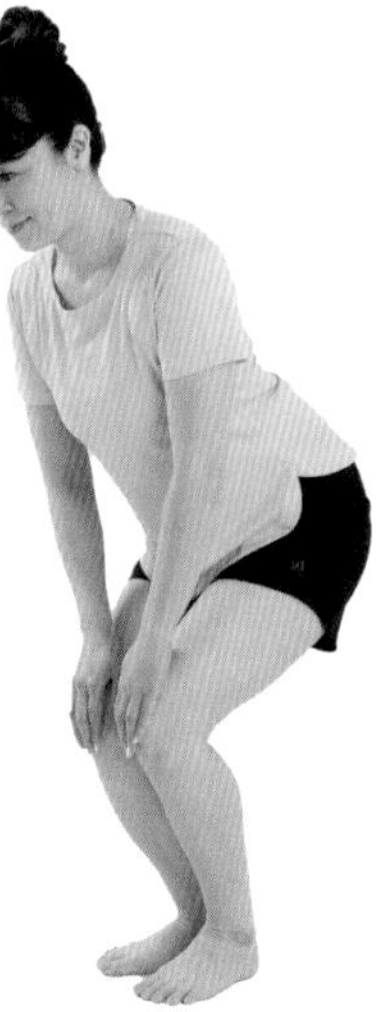

2 1の姿勢から、両ひざをつけたまま、グルグル回す。左右10回ずつ行う

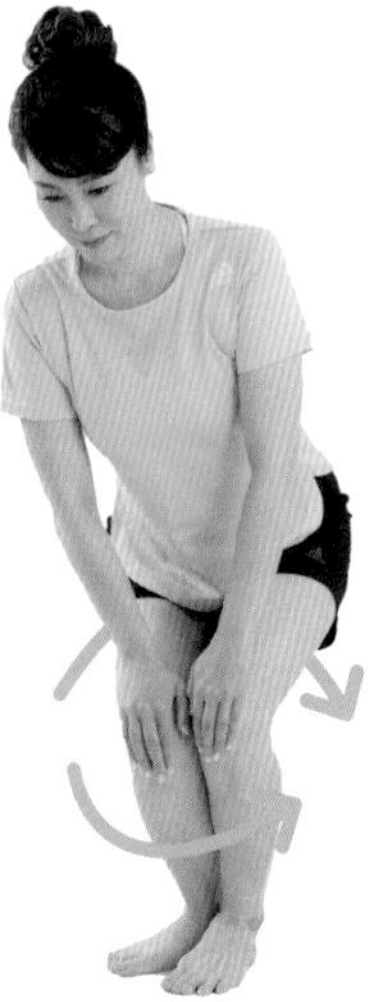

左右10回

20 ひざの開閉運動

ひざを開いて10秒キープを10回

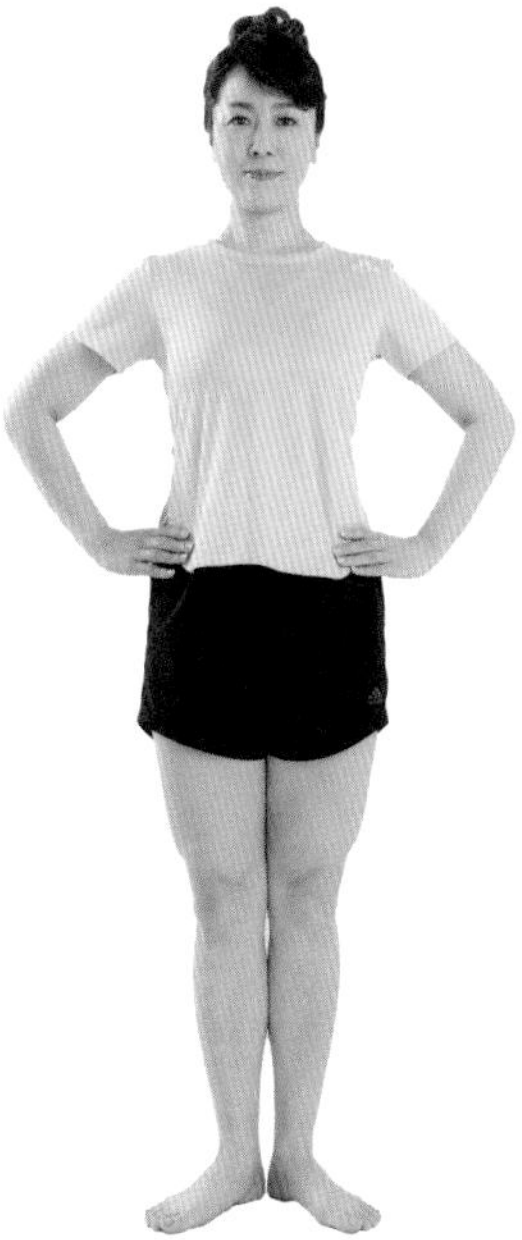

1 ひざをつけて立つ。手は写真のように腰にあてても、伸ばしてもよい。やりやすい形でよい

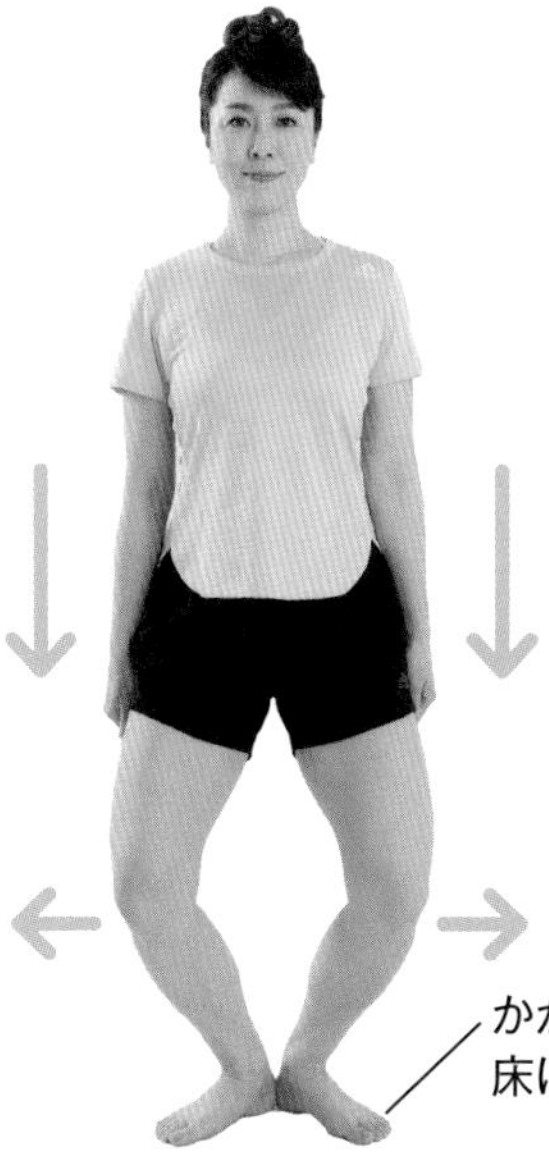

かかとはつねに床につく

2 1の姿勢から、ひざ関節を曲げるように、足を開いて10秒キープ。このとき、かかとはつねに床についていないといけない。これを10回繰り返す

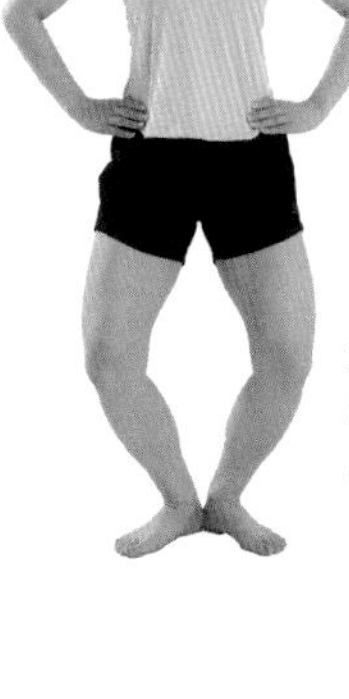

手の動きは自然に

かかとが床についていれば、手の動きは自然にまかせてよい

21 足首回し

左右で
10回ずつ

1 床に座り、痛いほうの脚を伸ばし、もう一方の脚は曲げる。そして、両手で痛いほうのふくらはぎをしっかりつかんで固定する

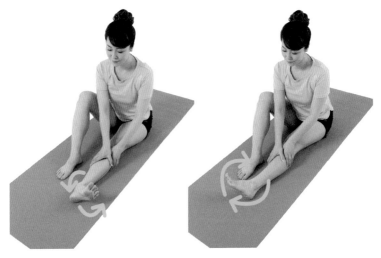

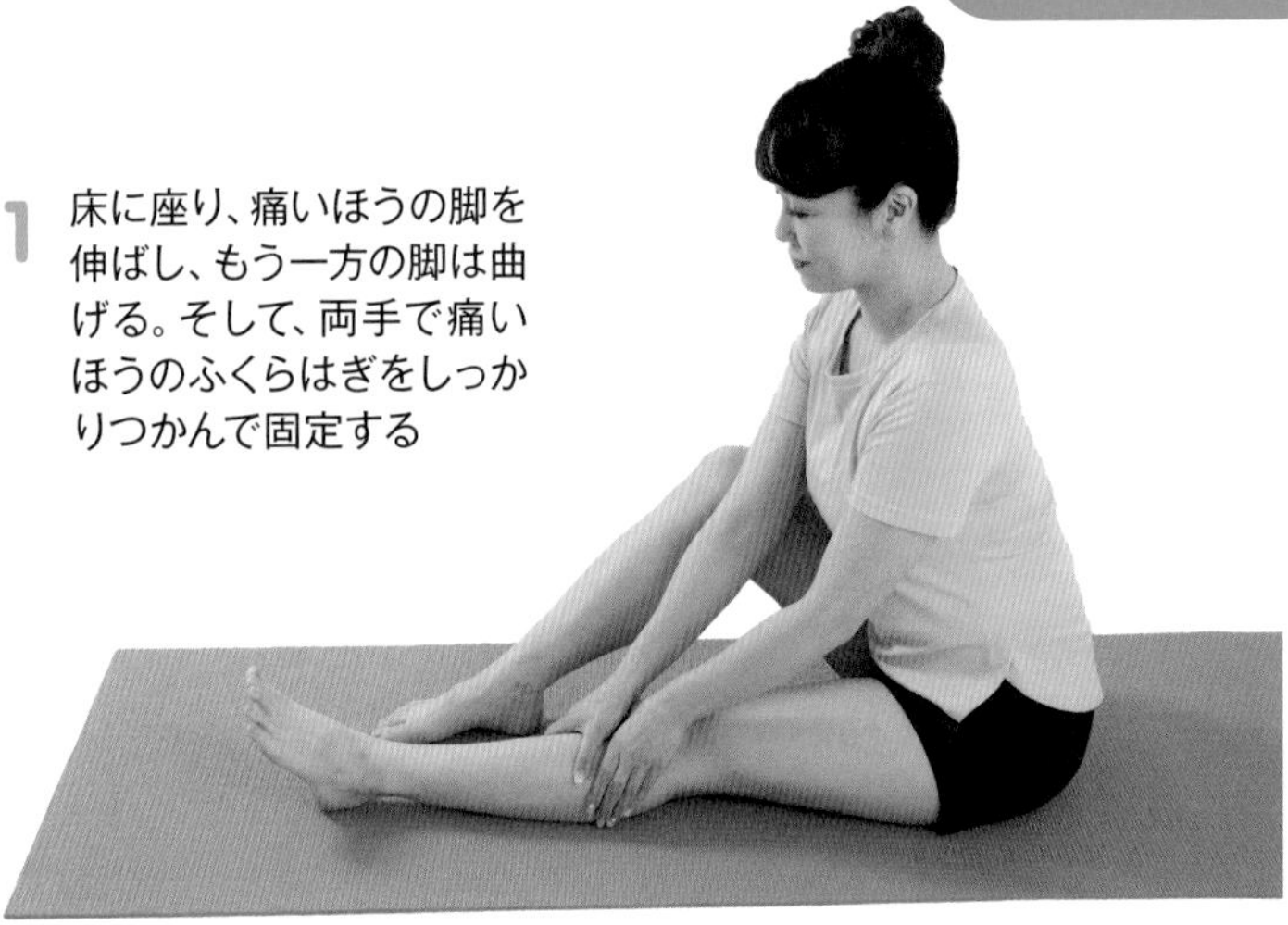

2 1の姿勢から足首をグルグル回す。右回りを10回繰り返す

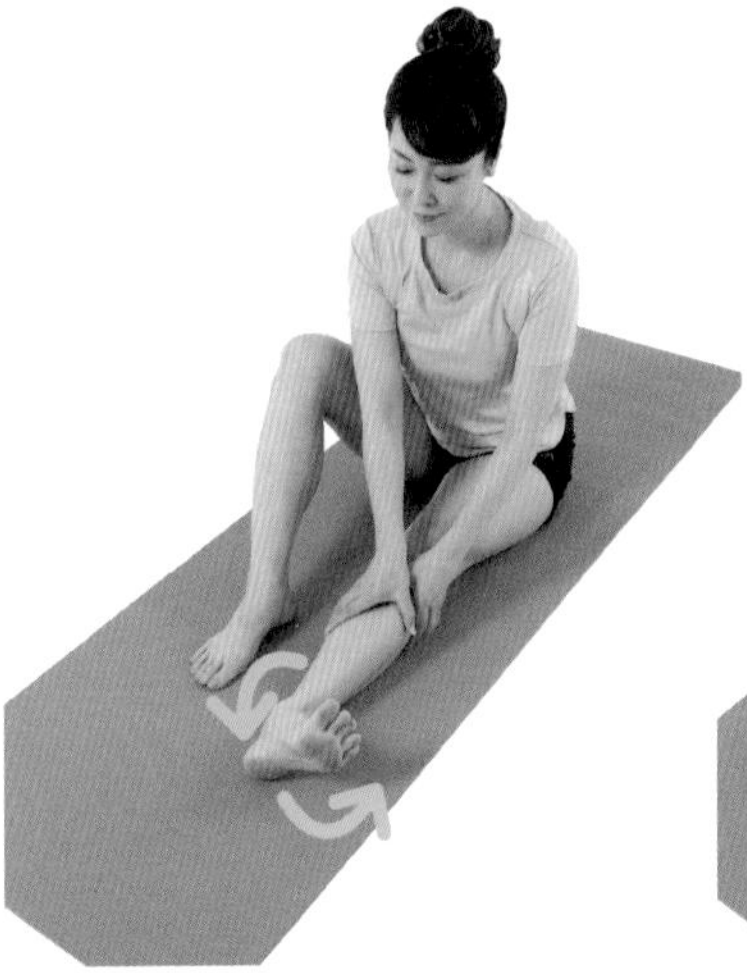

3 同じように、左回りを10回繰り返す

22 ふくらはぎコロコロ

20～30回

1 床に座り、写真のような適当な高さの台に痛いほうの足をのせて、ひざを曲げて、ふくらはぎを伸ばした状態にする。そして、テニスボールをあてる

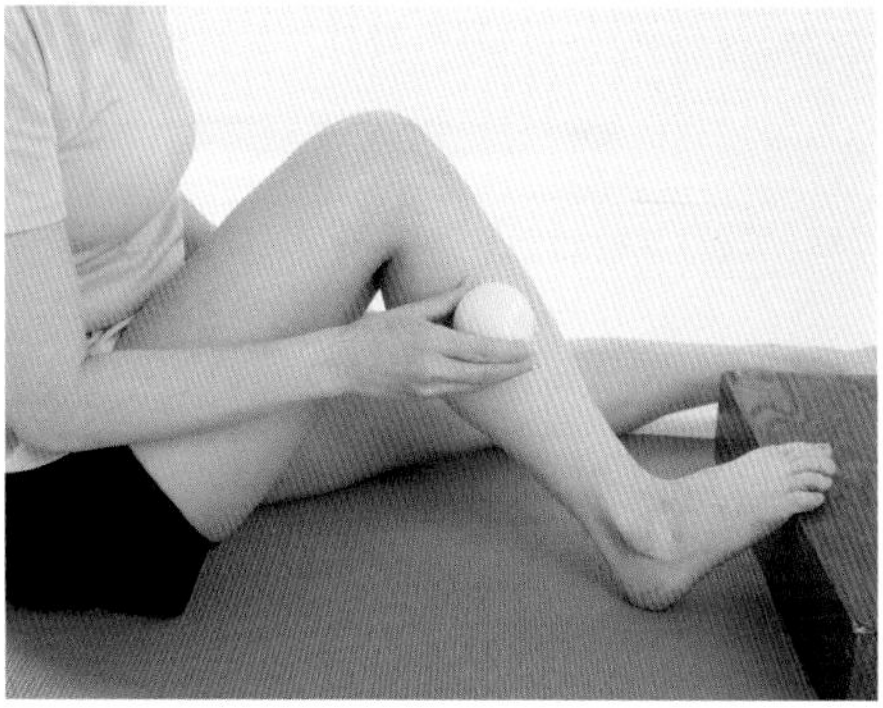

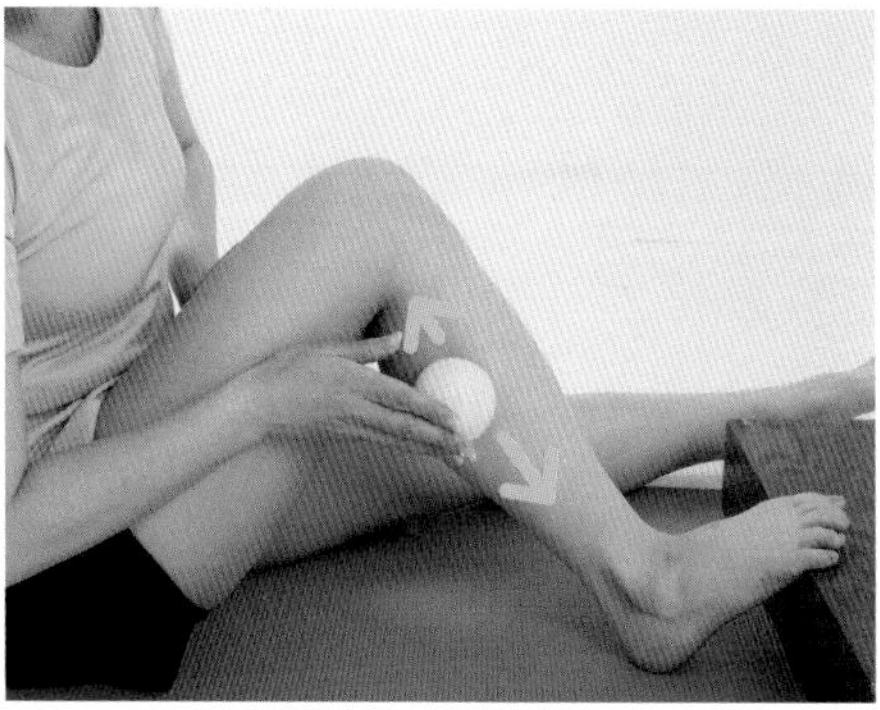

2 1の体勢から、テニスボールを手でコロコロ転がすようにする。これを20～30回繰り返す

注意

腓《ひ》骨頭《こつとう》（ふくらはぎの骨のひざ関節と接する部分）の周囲は神経を圧迫するので避けること

足根管症候群の痛みが改善する運動

足根管症候群の運動はこのステップで！

23 足のタオル引っ張り（セラバンド引っ張り） → 24 青竹踏み

23 足のタオル引っ張り

足の裏に痛みが出る足根管症候群（52ページ）は、足関節の内側の障害です。足関節の「外返し」の動きによって痛みが誘発されるため、足のタオル引っ張り（セラバンド引っ張り）で「内返し」の動きを強化します

ゆっくり20回

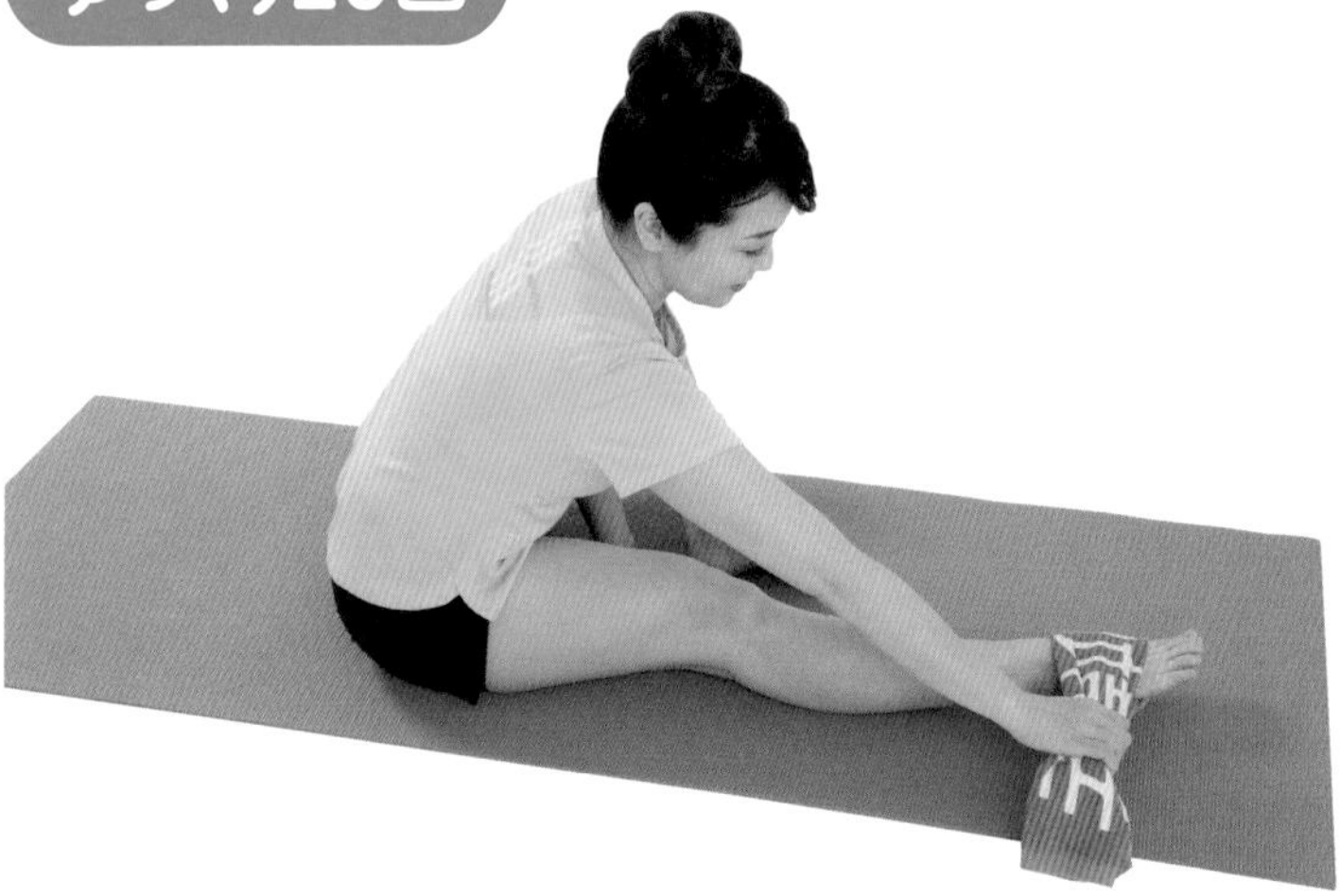

1 床に座り、足が痛いほうの脚を伸ばし、タオルで足の動きに抵抗をかける

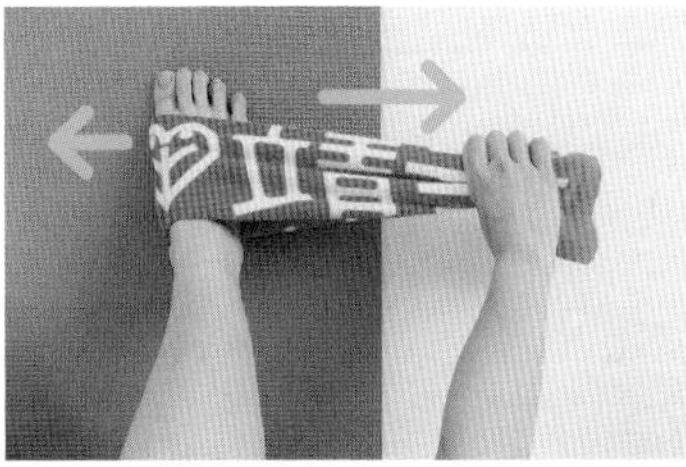

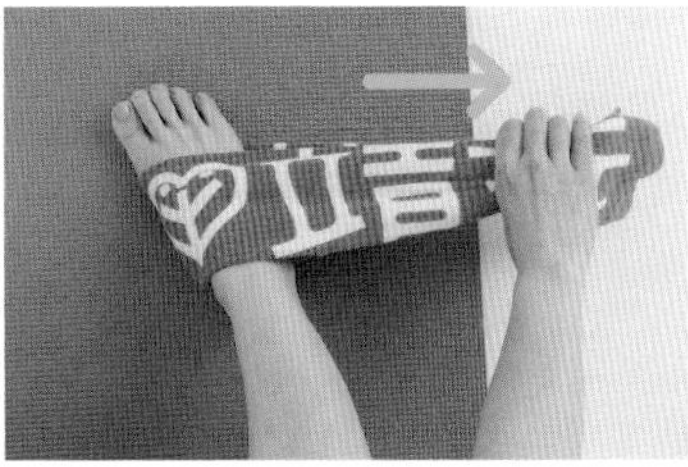

2 タオルを引っ張りながら、足先だけ内側に引くようにする。このとき、手は足の動きに反発するように抵抗。これを、ゆっくり20回繰り返す

23 セラバンド引っ張り

ゆっくり20回

ゴムのような素材でできた「セラバンド」という運動用具を用いると、より効果的に抵抗がかけられる。セラバンドはネット通販などで入手できる

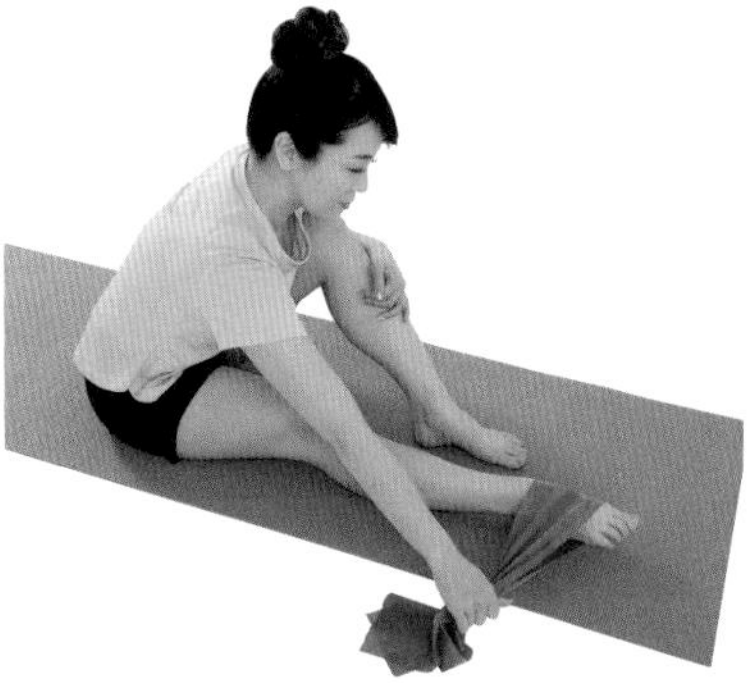

1 床に座り、痛いほうの脚を伸ばし、セラバンドで足の動きに抵抗をかける

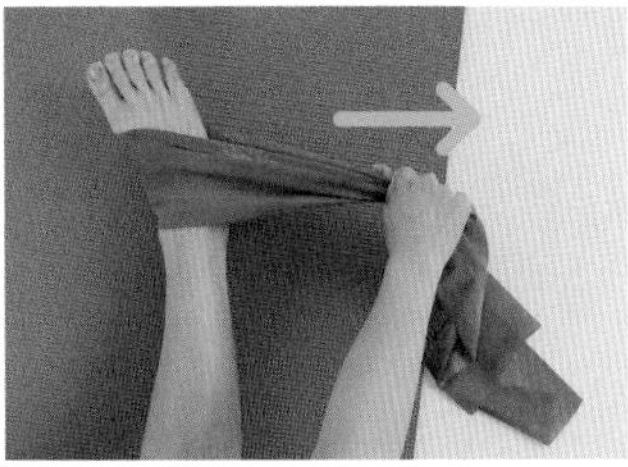

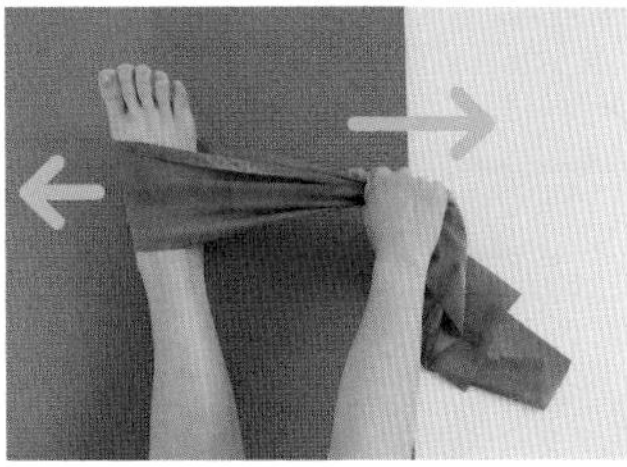

2 セラバンドを引っ張りながら、足先だけ内側に引くようにする。このとき、手は足の動きに反発するように抵抗。これを、ゆっくり20回繰り返す

24 青竹踏み

青竹踏みに使われる通称「青竹」は、竹を切ったものから、プラスティック製など、さまざまなタイプが市販されている。写真はプラスティック素材の「青竹」

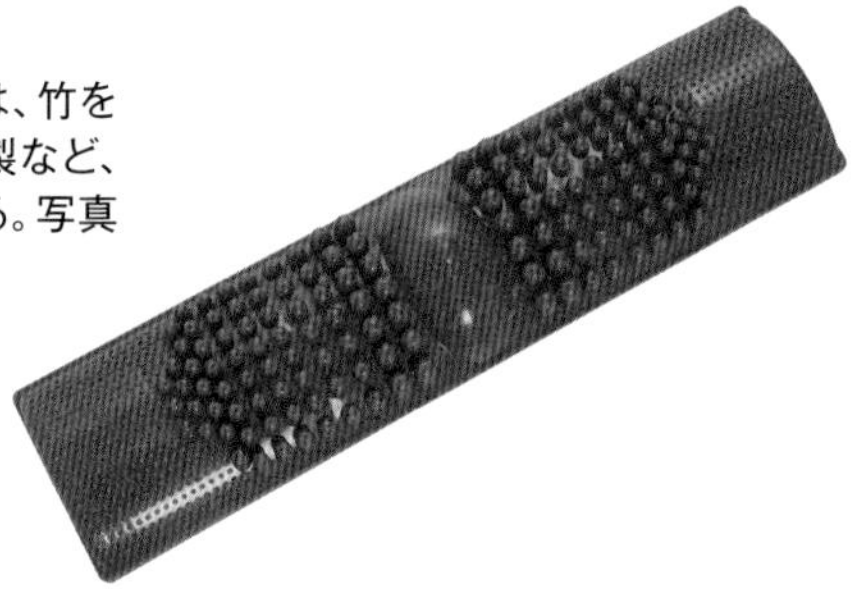

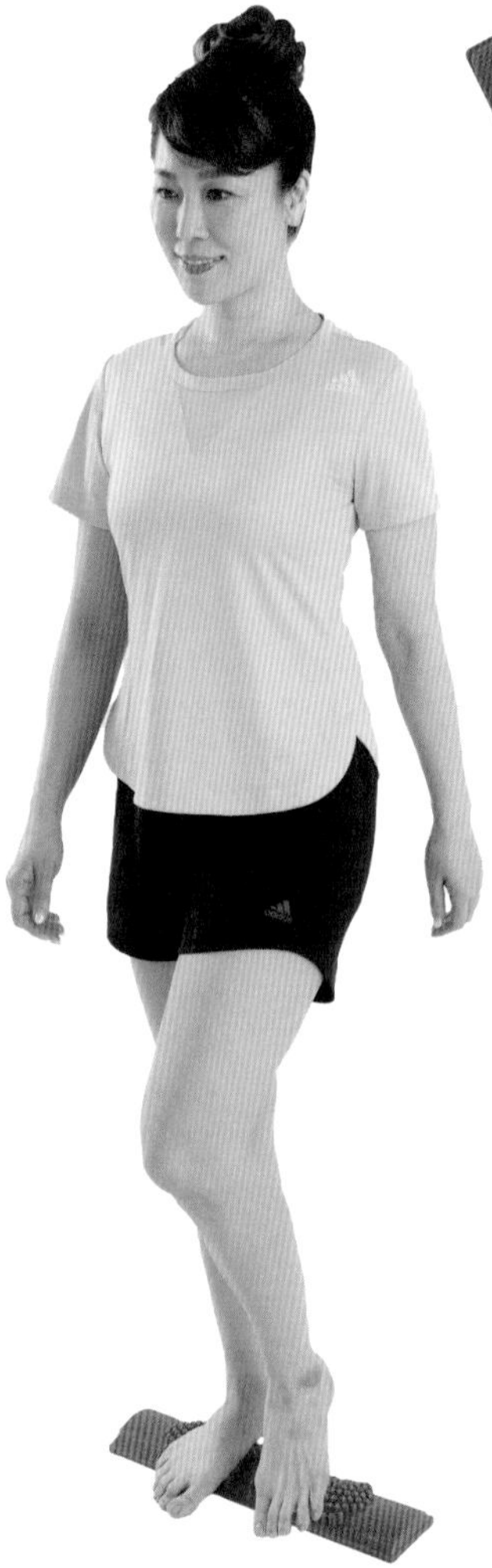

左右交互に100回

土踏まずが青竹のアーチにかかるように立ち、左右交互に踏んでいく。左右交互に100回繰り返す

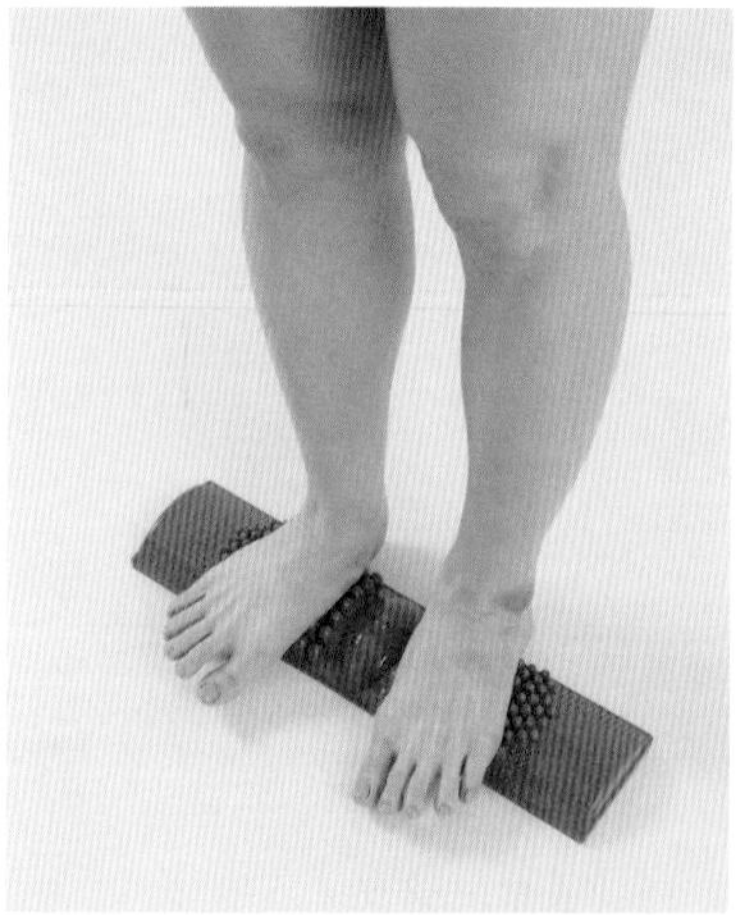

第5章

坐骨神経痛を悪化させない生活術

筋肉の硬さをほぐす必要性について

梨状筋症候群、中殿筋障害、上殿皮・中殿皮神経障害、腓骨神経障害などの病気は、筋肉が硬くなることが大きな原因の１つです。筋肉が硬くなることで、その周辺にある神経がつぶされたり、圧迫されて、痛みやしびれなどの症状が出てくるのです。

患者さんの中には、筋力を維持するため、運動している人が多いのですが、硬くなった筋肉をほぐすためにはストレッチが必要です。

ウォーキングのような比較的軽い運動でも、終わった直後は筋肉が硬くなっています。一流のアスリートでも、トレーニング後はたっぷり時間をかけてストレッチを行うといいますから、ストレッチがどれだけ重要であるかがわかるでしょう。筋肉の柔軟性は年齢とともに低下していくので、ある程度の年齢の方は、ストレッチで筋肉をやわらかくすることを心がけましょう。

ストレッチが痛みやしびれを軽くする

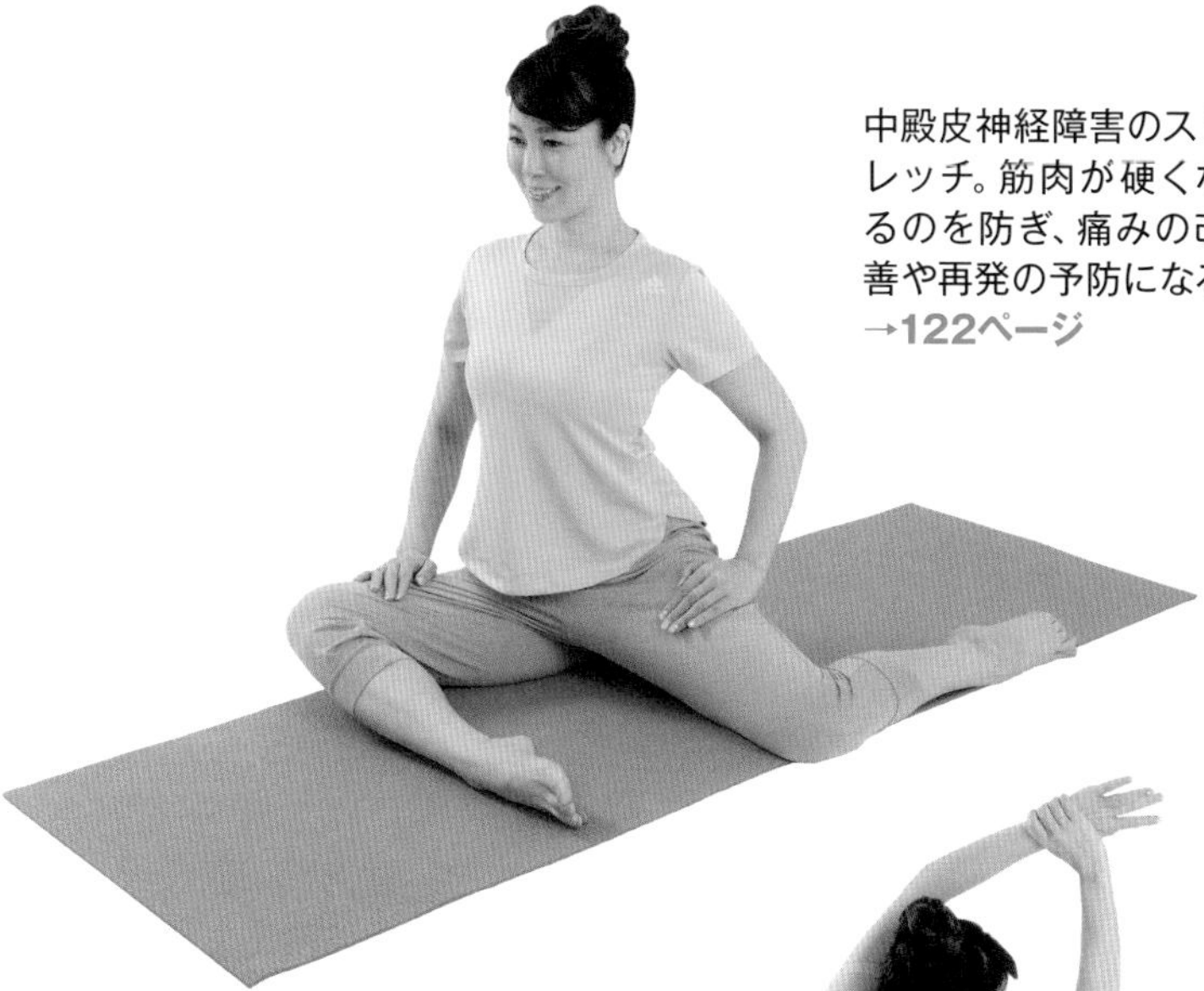

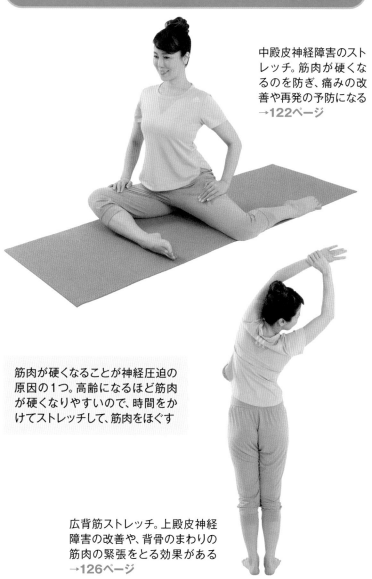

中殿皮神経障害のストレッチ。筋肉が硬くなるのを防ぎ、痛みの改善や再発の予防になる
→122ページ

筋肉が硬くなることが神経圧迫の原因の1つ。高齢になるほど筋肉が硬くなりやすいので、時間をかけてストレッチして、筋肉をほぐす

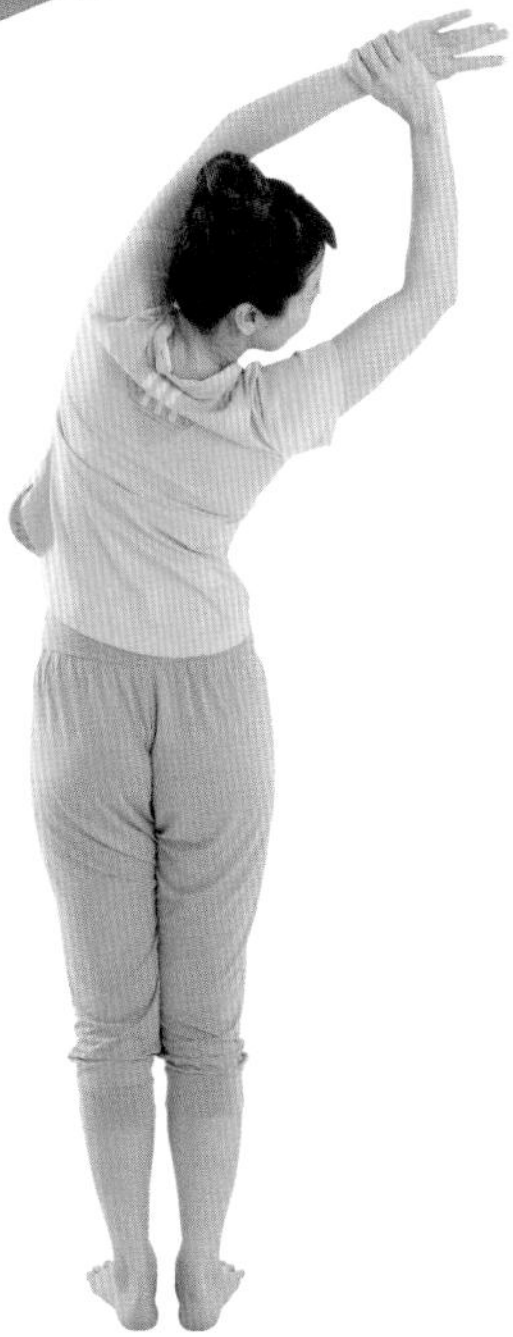

広背筋ストレッチ。上殿皮神経障害の改善や、背骨のまわりの筋肉の緊張をとる効果がある
→126ページ

安静にしていると筋力が低下して症状が悪化することも

安静にしていれば、確かに痛みは楽になります。しかし、筋力は適度な負荷をかけ続けないと、どんどん低下していきます。**ですから痛みがあっても、可能な範囲で動いて、筋力を維持することが大切です。**痛みで歩けないという患者さんもいますが、何とか歩けるのであればウォーキングを運動療法に取り入れるのもよいでしょう。

腰部脊柱管狭窄症の患者さんの中には、歩くと痛いが自転車なら乗れるというので、自転車によく乗っているという人がいます。自転車に乗ると背中が丸くなるので、痛みがとれるのですが、転倒して大けがをする危険性があるのですすめられません。

自転車に乗っている患者さんに理由を訊くと、ショッピングカートのような歩行器を使って歩くのが恥ずかしいからだといわれますが、それなら自転車を歩行器代わりに押して歩いたほうが痛みも楽になるし、転倒も防げるので安心です。

筋力を減らさないためには運動が必要

基本は歩くこと

歩けるなら、たくさん歩いたほうがよい。より効果を高めるなら、ウォーキング（早歩き）がおすすめ。20分以上、早歩きすると脂肪燃焼効果も期待できる

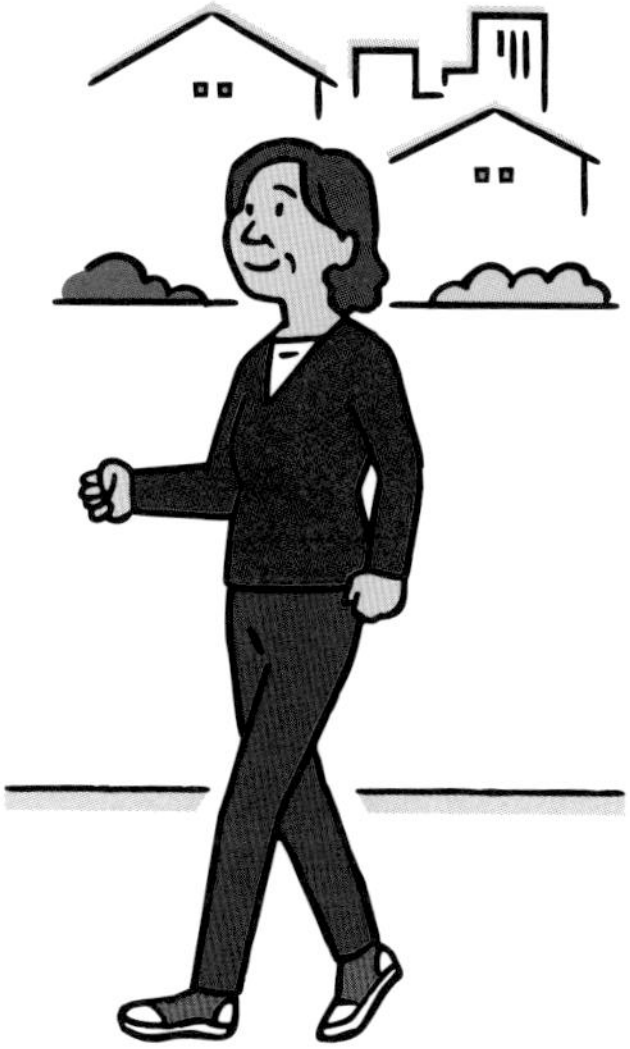

自転車は乗らずに押す

脊柱管狭窄症は自転車に乗ると痛みが楽になるといわれているが、転倒すると大けがをすることも。歩くと痛みが出る人も、自転車を押して歩けば脊柱管が拡がるので楽になる。ショッピングカート（シルバーカー）を押して歩くのもおすすめ

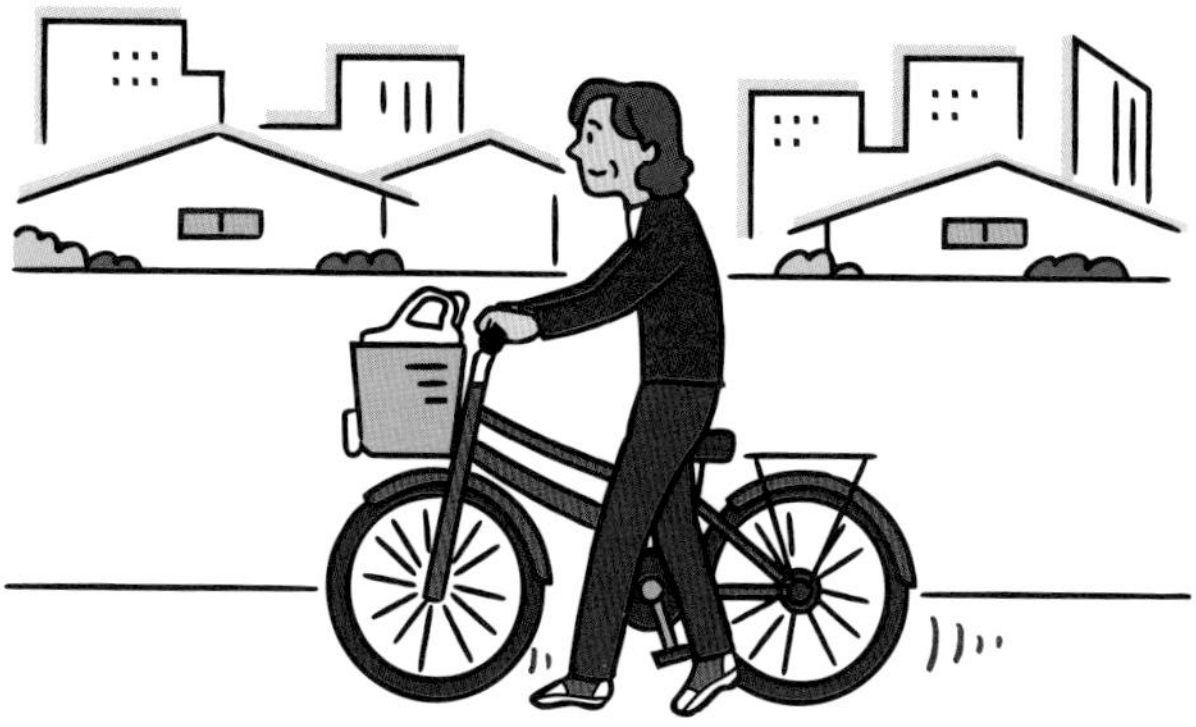

食事はたんぱく質不足に気をつける

食事の栄養バランスでは、たんぱく質をしっかり摂ることがポイントです。たんぱく質は筋肉の材料となる栄養素で、毎日一定量を補給していないと、筋肉量が減少していきます。厚生労働省「日本人の食事摂取基準２０１５」によれば、１日あたりのたんぱく質の平均必要量は成人男性で50ｇ、成人女性で40ｇと定義されています。また、可能であれば成人男性は60ｇ、成人女性は50ｇ摂ることが推奨されています。左ページに、おもな食品のたんぱく質量をまとめたので参考にしてください。

腎臓病でたんぱく質の摂取制限を受けている人以外は、たんぱく質は積極的に摂ったほうがよいのですが、どうしても、**十分な量を摂れないという患者さんには、市販のプロテイン飲料をすすめています。**肉などがたくさん食べられないという人には、この方法のほうが現実的かもしれません。

食事はたんぱく質をしっかり摂る

おもな食品のたんぱく質量

（100g中のたんぱく質含有量）

	食材	たんぱく質量
肉類	豚肉（大型種かた赤身生）	20.9g
	牛肉（和牛かた赤身生）	20.2g
	鶏肉（成鶏肉むね皮つき生）	19.5g
魚介類	さけ（塩ざけ）	22.4g
	まぐろ（きはだまぐろ生）	24.3g
	さば（まさば水煮）	22.6g
	あじ（あじ開き干し生）	20.2g
卵・乳製品	卵（鶏卵全卵生）	12.2g
	牛乳（普通牛乳）	3.3g
	ヨーグルト（全脂無糖）	3.6g
	チーズ（カマンベール）	19.1g
大豆製品	豆腐（木綿豆腐）	7.0g
	納豆（糸引き納豆）	16.5g

＊女子栄養大学学長 香川明夫監修『七訂　食品成分表2020』（女子栄養大学出版部）より

一般にたんぱく質が豊富といわれる食品の100g中のたんぱく質含有量。肉や魚介類は100gでおおむね20g程度摂れる。たんぱく質不足を感じている人は、市販のプロテイン飲料で補ってもよい

バランスボールで深部の筋力を強化する

第4章の運動療法では、バランスボール（セラボールとも呼ばれる）を使った運動が紹介されています。運動のためにわざわざ用具を購入するのはめんどうかもしれませんが、下肢の痛みやしびれの改善に役立つので、購入することをおすすめします。

バランスボールの上に座るだけでも効果があります。バランスボールに座ると、深部の筋肉を働かせて身体を安定させようとします。そのため、深部にある筋力を強化するのに役立ちます。また、バランスボールを使った運動は、仙腸関節の機能を高める働きがあるともいわれています。

慣れないうちは、バランスがとれなくて落ちてしまうかもしれません。そういう場合は、両手でバランスをとりながら座るのがコツです。慣れてくれば、手を使わなくてもバランスがとれるようになります。

バランスボールの上に座るだけで筋力アップ！

バランスボール（セラボール）は、自分の身長にあったものを選ぶ。写真は直径55㎝。身長とボールの直径のリストは**→111ページ**

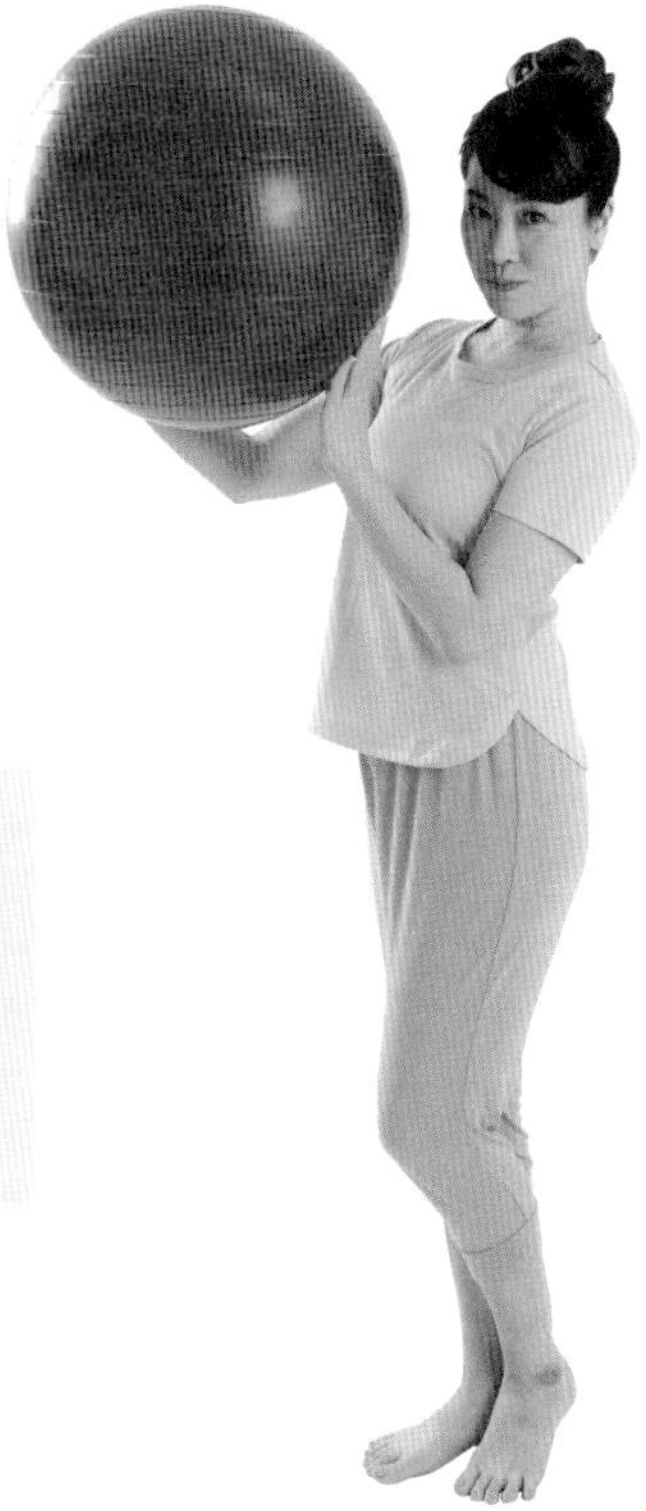

バランスボールを使った運動は、深部の筋肉に働きかけ、筋肉をバランスよく鍛えられる。イスの代わりに座るだけでも、ぐらぐらしないようにするため、深部の筋肉が強化される

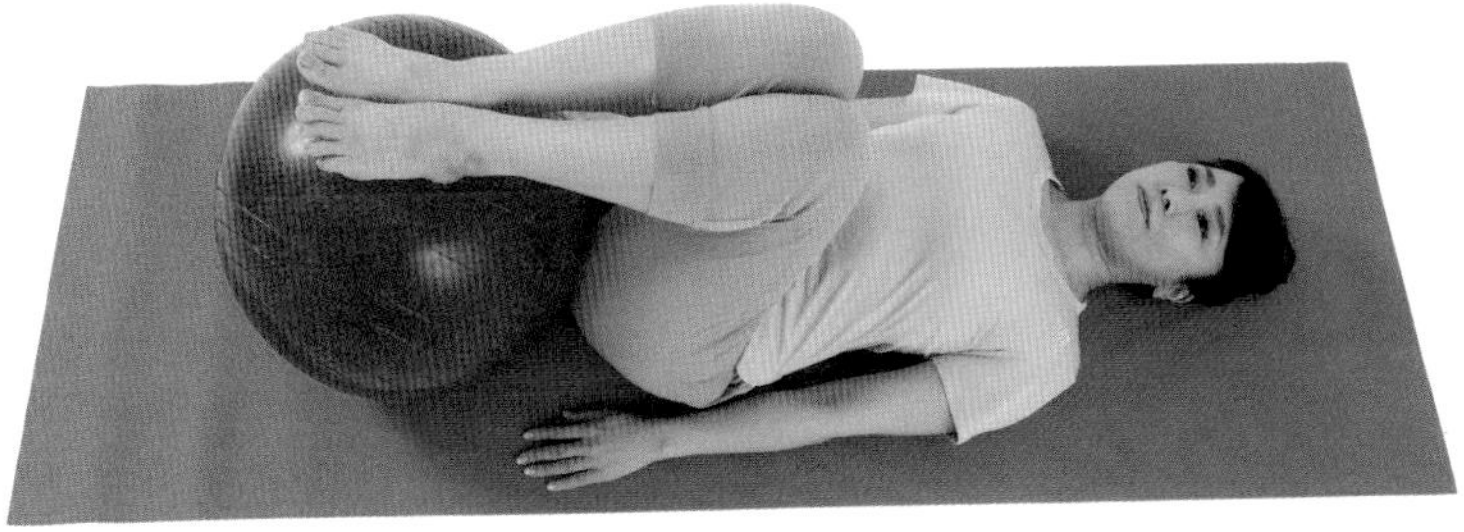

バランスボールはスポーツ用品を扱っている店や、ネットショップでも購入できる

症状を悪化させない座り方がある

姿勢によって腰への負担は変化します。腰への負担の指標となるのが、腰椎の椎間板にかかる圧力です。これを「椎間板内圧《ついかんばんないあつ》」といいます。立った姿勢での椎間板内圧を１００とすると、イスに座った姿勢では１４０にもなります。

同じイスでも、**やわらかいソファーなどにもたれかかるように座ると、腰が丸まってしまうため、腰への負担はさらに大きくなります。**このような座り方がクセになっている人は改めましょう。

普通のイスでも、座った姿勢で前傾姿勢をとると、腰が丸まってしまうため、椎間板内圧は１８５にもなってしまいます。そこで、イスに座ってパソコンを操作したり、書きものをするときは、背筋を伸ばしたまま、股関節を曲げるようにすると、腰への負担が軽減させることができます。

腰に負担がかかる座り方とかからない座り方

ソファーは腰に負担をかける

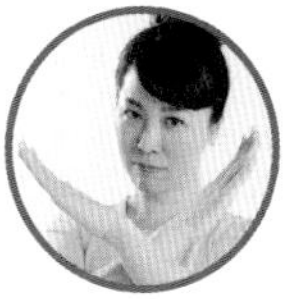

立った姿勢で椎間板にかかる力(椎間板内圧)を100とすると、イスに座った姿勢では140にもなる。さらに、やわらかいソファーの場合、正しい姿勢が保ちにくく、もたれかかると背中が丸まった状態になるので、いっそう腰に負担がかかる

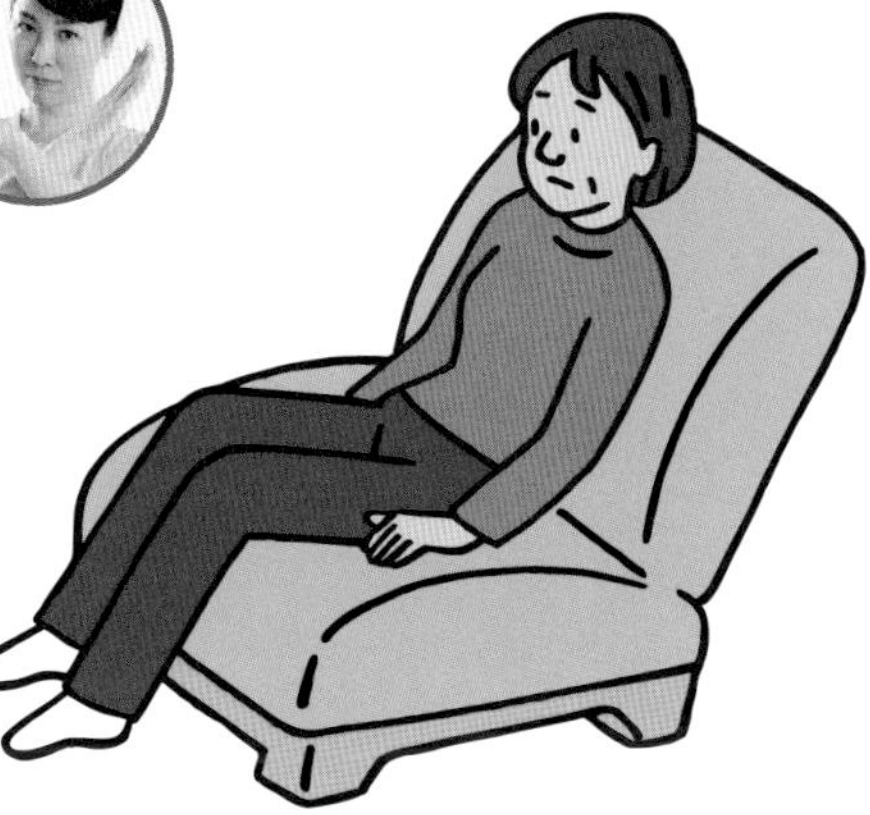

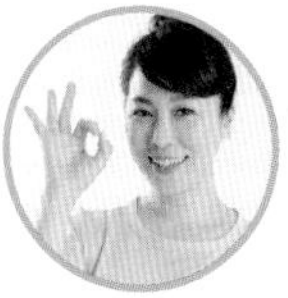

座るときは前にかがまない

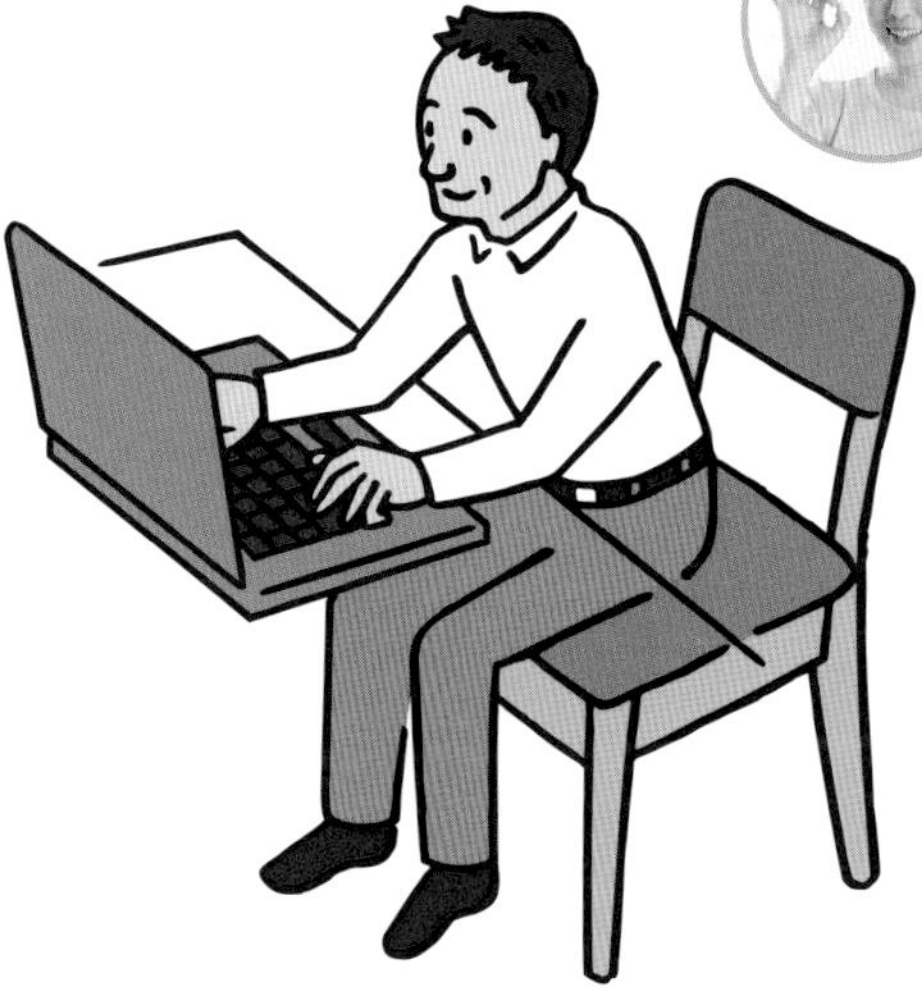

イスに座った姿勢から、前にかがむと椎間板にかかる力は185にもなる。座った姿勢で前傾するときは、背筋を伸ばしたまま、股関節を曲げるようにするとよい

＊椎間板内圧の出典は、Whitel AA,et.

痛みの再発を防ぐ荷物の持ち方

荷物を持ち上げるときの動作は、骨にかかる力を増やし、関節のズレなどを引き起こして、腰を痛める危険性があります。腰への負担を減らして再発を防ぐためには、荷物の持ち方のコツがあります。

椎間板内圧は、立っている姿勢を１００とすると、前にかかんだだけで１５０に、その体勢で物を持つときには２２０にもなります。姿勢を変えるのはめんどうだからといって、腰だけで持ち上げようとすると、腰を痛めてしまいます。

これを防ぐには、荷物を持つときに、いったんしゃがみ、荷物に身体を近づけてから、ゆっくり立ち上がるようにします。特にイスに座ったまま荷物を持ち上げるのはとても危険なので、この場合も、いったんイスから降りて、しゃがんで荷物を身体に近づけてから持ち上げるようにしましょう。

正しい荷物の持ち方はこれ！

腰だけで持ち上げるのはダメ！

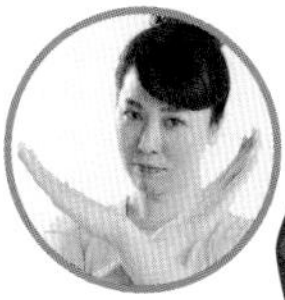

立った姿勢で椎間板にかかる力（椎間板内圧）を100とすると、前にかかんだ状態で物を持つときは220にもなり、腰に大きな負担がかかる。腰痛の再発やぎっくり腰の要因にも

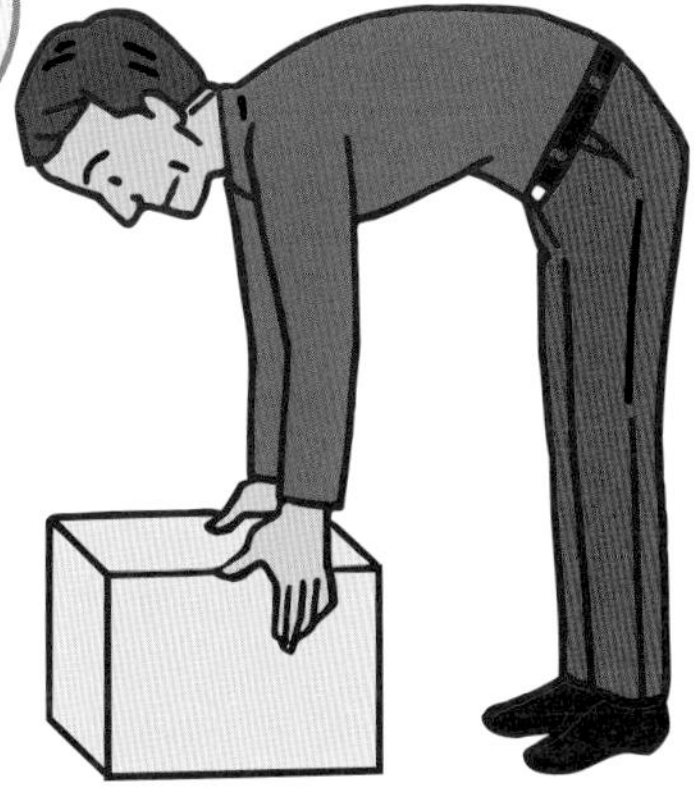

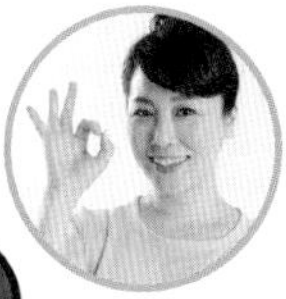

荷物を体に近づけてから持ち上げる

荷物を持つときは、しゃがんで荷物に体を近づけてから、立ち上がるようにするのがコツ。なお、イスに座ったまま持ち上げると、椎間板内圧は275まではね上がるので絶対にやらないこと。また、重い荷物や家具などを移動するときは引っ張るより、押したほうが腰への負担が減るので覚えておくとよい

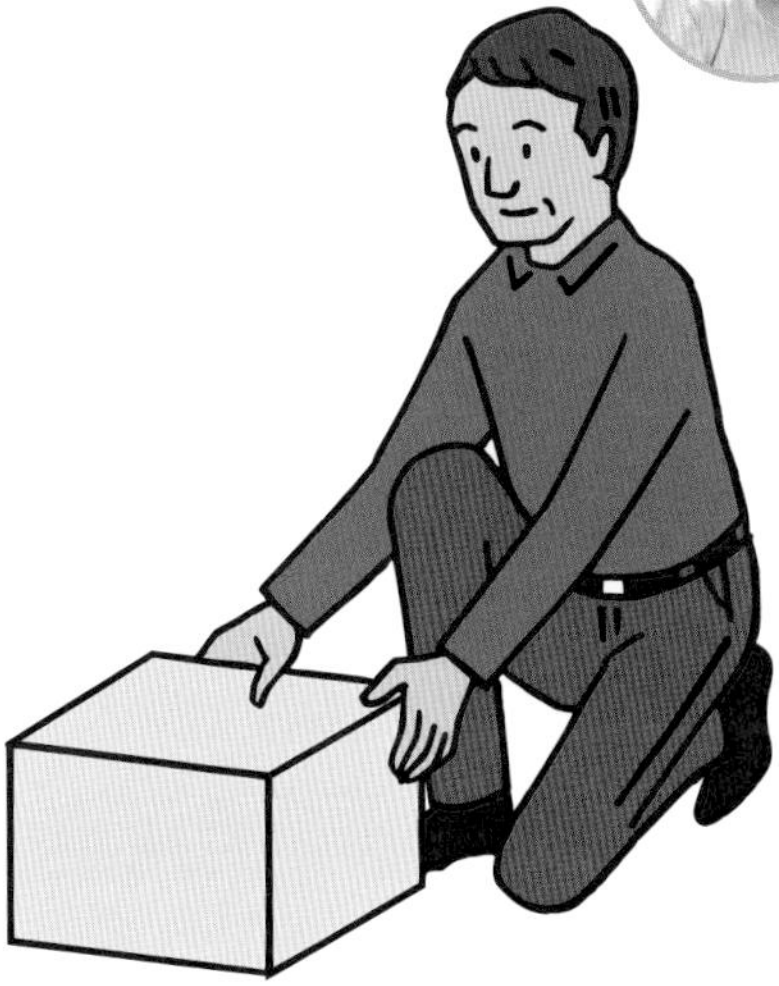

＊椎間板内圧の出典は、Whitel AA,et

体を温めると痛みやしびれが改善する

入浴して体を温めると血行がよくなるため、下肢の痛みやしびれが改善されるといわれています。ところが、お風呂に入ると、かえって症状が悪化するという患者さんがいました。そこで患者さんの話をよく聞いたところ、自宅の浴槽がとても狭いことがわかりました。**狭いお風呂に腰を丸めて入れば、腰に負担がかかるため、入浴による血行改善の効果を打ち消してしまうのです。**

集合住宅などの場合、浴室を改修するわけにもいかないでしょうから、入浴は公衆浴場を利用するとか、自宅ではシャワーだけにするなどして、別の方法で身体を温めるとよいでしょう。ホットパックと呼ばれる温めグッズを使う方法の他、ヘアドライヤーを使った方法もあります。ドライヤーの熱を痛みやしびれのある部位に当てて体を温めます。手軽な方法ですが、意外に効果があります。

温めるときの注意点と効果的な方法

狭いお風呂では逆に痛みが増すことも

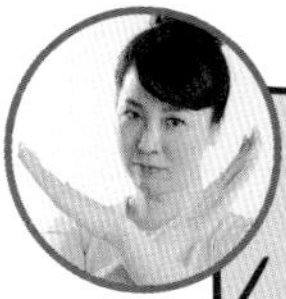

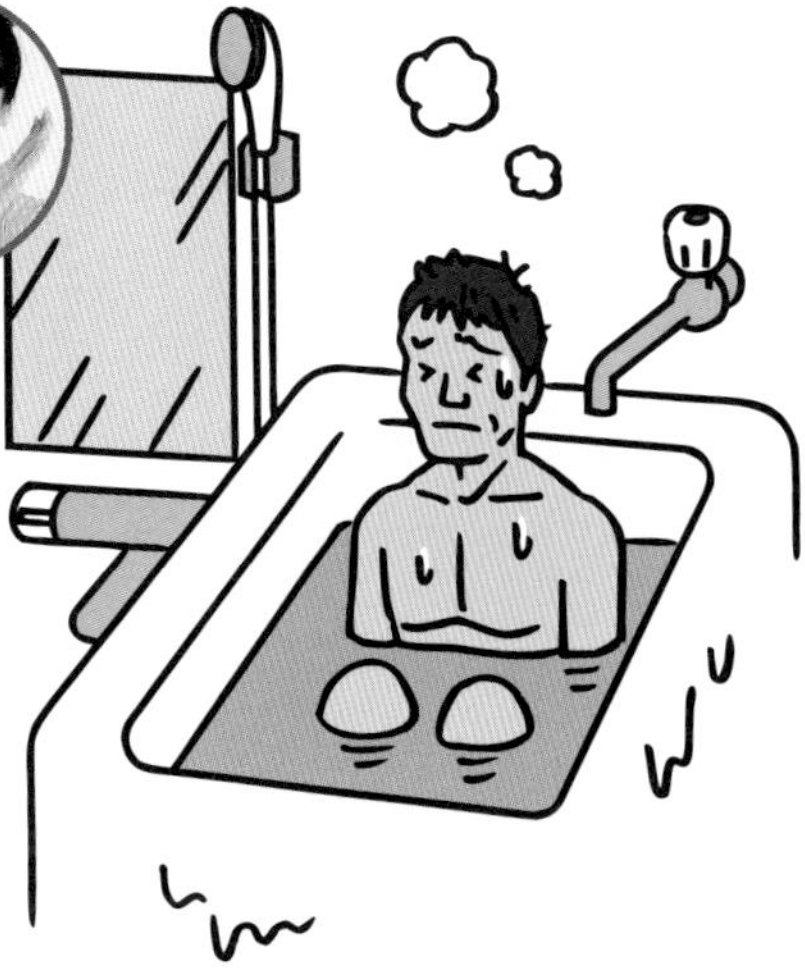

入浴は体を温めて血行をよくするので、下肢の痛みやしびれの改善によいといわれてる。しかし、浴槽が狭いと腰を丸めて入ることになるので、逆に腰に負担がかかる

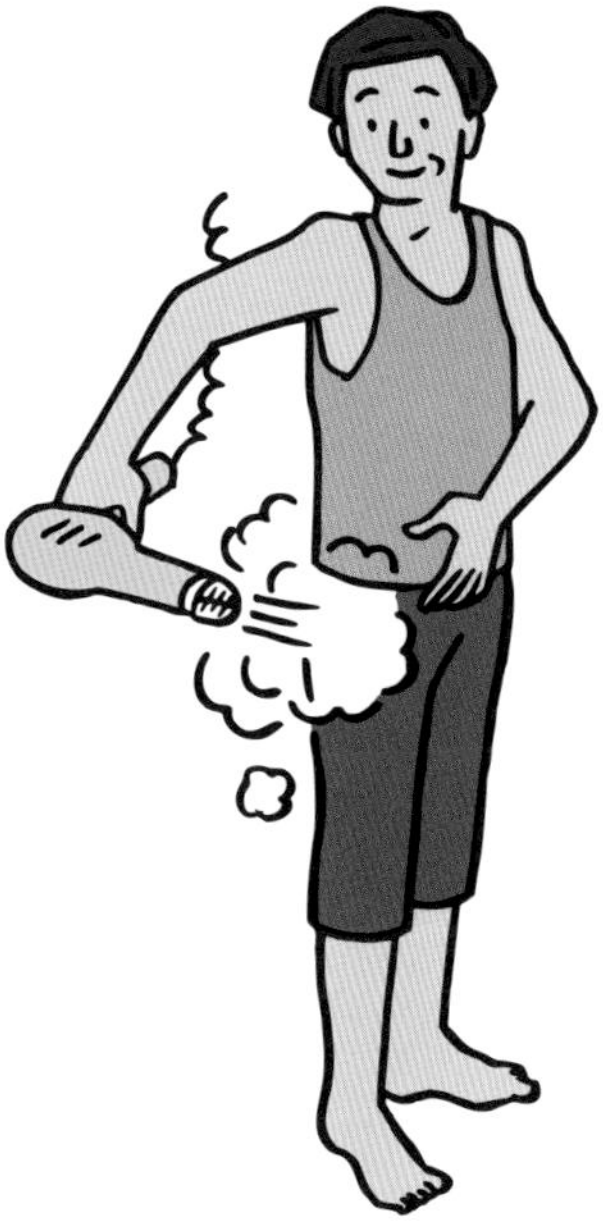

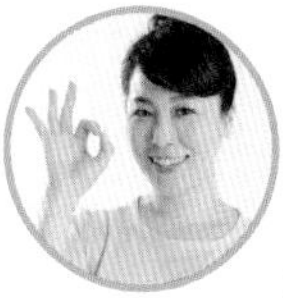

ドライヤーで温めるのも効果的

お風呂で温められない人は、ホットパックと呼ばれる蓄熱剤の入った温めグッズを用いて、痛みやしびれのある部位を温めるとよい。ホットパックはネット通販などで購入できる。お手軽な方法としては、ヘアドライヤーで温める方法も効果的

あとがき

坐骨神経痛とは「坐骨神経」に由来する痛みの総称であり、病名ではなく症状名です。そのため、医師の仕事としては、坐骨神経痛を引き起こしている「病気」を見つけ出すことが最も重要です。坐骨神経痛を引き起こす病気としてよく知られている腰椎の病気（腰椎椎間板ヘルニアや腰部脊柱管狭窄症など）は、ＭＲＩやＣＴなどの画像で容易に診断できます。このため一般の方は、ＭＲＩ等の画像診断ですべての坐骨神経痛の原因がわかると思っているようです。

ところが、画像でわからない坐骨神経痛はあまり知られていないため、外来で患者さんにいくら説明してもわかってもらえないことが多々あります。そこで本書では、これらの病気について詳しく説明することにしました。本書の読者にも「画像検査をしましたが特に異常ありませんでした」とか、腰椎手術後もしびれや痛みなどのつらい症状が残っているのに「検査では異常はありません」と言われた方がいるのではないかと思います。このように言われた方は、画像でわからない坐骨神経痛を起こす病気の可能性があります。

こうした病気の中で、私たちのグループが特に注目しているのが、上殿皮・中殿皮神経障害です。まれな病気だと思われがちですが、その頻度は意外に高いのです（上殿皮神経障害12％、中殿皮神経障害14％）。上殿皮・中殿皮神経障害は、体を動かすことで悪化しやすく、腰椎の病気とまぎらわしいため、見逃してはいけない病気の１つです。

さて、私たちのグループは本年2月、スプリンガー社（本社ドイツ）より、画像でわからない坐骨神経痛を起こす病気について解説した専門書を世界に向けて出版しました。私たちは10年以上前から画像でわからない坐骨神経痛に対する診断、治療を行ってきましたが、この経験をもとに、釧路労災病院脳神経外科末梢神経外科センターで学んだ脳神経外科医（脊髄・末梢神経外科グループの医師たち、１５８ページ参照）とともに仕上げた専門書です。この分野の研究は、いまだ本邦では広く認知されていませんが、今後日本を含め、世界中に広がることを期待しています。

２０２１年7月　井須豊彦

脊髄・末梢神経外科グループの医療機関リスト

●釧路労災病院　脳神経外科　井須豊彦、喜多村孝雄、田尻崇人
（井須豊彦先生は函館新都市病院でも診療）

●日本医科大学千葉北総病院　脳神経外科　金景成、國保倫子
（金景成先生は千葉新都市ラーバンクリニックでも診療）

●日本医科大学付属病院　脳神経外科　森本大二郎
（林脳神経外科メディカルクリニックでも診療）

●岩手医科大学付属病院　脳神経外科　菅原淳、石垣大哉
（菅原淳先生は岩手医科大学付属病院内丸メディカルセンター、
北上済生会病院、東八幡平病院でも診療）
（石垣大哉先生はJA秋田厚生連　かづの厚生病院
脳神経外科でも診療）

●道東の森総合病院　脳神経外科　関俊隆
（新ひだか町立静内病院，柏葉脳神経外科病院でも診療）

●北海道脳神経外科記念病院　脳神経外科　千葉泰弘

●苫小牧市立病院　脳神経外科　山内朋裕

●福岡大学付属病院　脳神経外科　松本順太郎
（療仕会松本病院でも診療）

●福岡大学筑紫病院　脳神経外科　坂本王哉

●平尾山病院（福岡市）　脳神経外科　三木浩一

●佐世保中央病院　脳神経外科　千住緒美、藤原史明

監修者

井須豊彦（いす・とよひこ）

釧路労災病院脳神経外科部長

北海道生まれ。1973年、北海道大学医学部卒業。北海道大学脳神経外科などを経て86年、アメリカフロリダ大学脳神経外科留学。1989年より現職。2013年、同院末梢神経外科センター長を、2015年、富山大学客員教授を兼任。著書に『「超」入門　手術で治すしびれと痛み』（金景成との共著、メディカ出版）など多数。

金 景成（きん・きょんそん）

日本医科大学千葉北総病院脳神経センター准教授

1995年日本医科大学医学部卒業。2001年、同大学大学院卒業。医学博士。04年より釧路労災病院脳神経外科の井須豊彦医師に師事し、脊椎手術を学ぶ。2017年より現職。『首・肩・腕の痛みとしびれをとる本』『画像ではわからないしつこい腰の痛みを治す本』（ともに講談社）を共同監修。

完全図解 坐骨神経痛

2021年10月30日　初版第一刷発行
2023年 5 月16日　　　第三刷発行

監修者　井須豊彦、金景成
発行者　澤井聖一

発行所　株式会社エクスナレッジ
〒106-0032　東京都港区六本木7-2-26
https://www.xknowledge.co.jp/
問合先　編集 TEL.03-3403-6796　FAX.03-3403-0582
販売 TEL.03-3403-1321　FAX.03-3403-1829
info@xknowledge.co.jp